全国中医药行业高等教育"十三五"创新教材

现代针灸学

<table>
<tr><td>主　编</td><td>刘存志（北京中医药大学）</td></tr>
<tr><td>副主编</td><td>梁凤霞（湖北中医药大学）</td></tr>
<tr><td></td><td>李　瑛（成都中医药大学）</td></tr>
<tr><td></td><td>赵　玲（上海中医药大学）</td></tr>
<tr><td></td><td>唐纯志（广州中医药大学）</td></tr>
<tr><td></td><td>郭　义（天津中医药大学）</td></tr>
</table>

U0346184

中国中医药出版社
·北　京·

图书在版编目（CIP）数据

现代针灸学／刘存志主编 . —北京：中国中医药出版社，2020.1
全国中医药行业高等教育"十三五"创新教材
ISBN 978-7-5132-5939-2

Ⅰ.①现… Ⅱ.①刘… Ⅲ.①针灸疗法-高等学校-教材 Ⅳ.①R245

中国版本图书馆 CIP 数据核字（2019）第 262800 号

中国中医药出版社出版

北京经济技术开发区科创十三街 31 号院二区 8 号楼
邮政编码　100176
传真　010-64405750
保定市西城胶印有限公司印刷
各地新华书店经销

开本 787×1092　1/16　印张 10.75　字数 239 千字
2020 年 1 月第 1 版　2020 年 1 月第 1 次印刷
书号　ISBN 978-7-5132-5939-2

定价　40.00 元
网址　www. cptcm. com

社 长 热 线　010-64405720
购 书 热 线　010-89535836
维 权 打 假　010-64405753

微信服务号　zgzyycbs

微商城网址　https：//kdt. im/LIdUGr
官 方 微 博　http：//e. weibo. com/cptcm
天猫旗舰店网址　https：//zgzyycbs. tmall. com

如有印装质量问题请与本社出版部联系（010-64405510）

全国中医药行业高等教育"十三五"创新教材

《现代针灸学》编委会

李　熳（华中科技大学）

李晓峰（河北中医学院）

杨旭光（河南中医药大学）

何　伟（中国中医科学院）

邵晓梅（浙江中医药大学）

林丽莉（福建中医药大学）

金晓飞（山西中医药大学）

郑国庆（温州医科大学）

莫　倩（贵州中医药大学）

高炜燕（广西中医药大学）

董国娟（长春中医药大学）

秘　书　王丽琼　杨静雯　屠建锋

编写说明

现代针灸学是在传统针灸学理论基础上，借助现代科学理论与技术手段，创新针灸治疗技术，阐释针灸的作用规律与机制，指导临床实践以提高针灸临床疗效的一门学科。本教材的编写旨在更好地适应 21 世纪人才的培养，提高教学质量，配合科教兴国战略。本教材由北京中医药大学等 26 所院校集体编写，供中医药院校五年制针灸推拿学专业使用，亦可供中医类研究生选用。

本教材共五章，书后有附录。第一章提出现代针灸学的基本概念，阐述现代针灸学的基本内容，简述现代针灸学的发展史；第二章论述腧穴特异性、腧穴敏化、经脉/腧穴-脏腑相关、腧穴-神经节段相关、针灸全息理论等现代针灸学基本理论；第三章介绍针刀、热敏灸、董氏奇穴等 8 种常见的现代针灸技术；第四章阐述针灸适应证，简单介绍针灸临床研究方法，以中风病、偏头痛、尿失禁、便秘和功能性消化不良为例介绍目前针灸临床研究范式，并深入介绍循证针灸学；第五章介绍常见实验动物的基本特征、应用特点和常用品系，常用的实验检测技术、针灸应用实例及研究范式。

本教材由主编负责统筹，主编、副主编分工负责各章。第一章由刘存志负责并编写；第二章由郭义负责，李铁、刘密、李梦、何伟、金晓飞、杜旭、石广霞编写；第三章由赵玲负责，何伟、高炜燕、董国娟、于岩瀑、付勇、李晓峰编写；第四章由唐纯志负责，杨旭光、赵玲、郑国庆、尹洪娜、李瑛、王军、莫倩编写；第五章由梁凤霞负责，成泽东、邢国刚、邵晓梅、卢圣锋、林丽莉编写；附录由李瑛负责，刘存志、李熳编写。

在这样一个迅速发展的时代，本教材编委会成员的思考和认识肯定存在诸多不足，一些观点也需要进一步推敲，甚至少数提法还未在学术界达成共识。若存在不当之处，还请各院校教师和学生在使用过程中提出宝贵意见，以便进一步修订提高。

《现代针灸学》编委会

2019 年 10 月

目 录

第一章 绪 论 ▷▷▷▷

第一节 现代针灸学的基本概念

现代针灸学是在传统针灸学理论基础上，借助现代科学理论与技术手段，创新针灸治疗技术，阐释针灸的作用规律与机制，指导临床实践以提高针灸临床疗效的一门学科。现代针灸学是传统针灸学与现代科学体系相结合形成的新兴学科，它的产生是针灸学发展的必然趋势。

第二节 现代针灸学的基本内容

一、现代针灸学理论

现代针灸学理论主要包括腧穴特异性、腧穴敏化、经脉/腧穴-脏腑相关、腧穴-神经节段相关、腧穴全息理论。

1. 腧穴特异性 腧穴在形态结构、生物物理特性、病理反应、刺激效应等方面与其周围的非腧穴或与其他腧穴相比较所具有的特异性。

2. 腧穴敏化 腧穴不仅是脏腑气血输注出入的部位，还是反应和调整脏腑功能的特定部位，具有诊断和治疗两大作用。近年来，有学者对腧穴的功能状态进行研究，提出腧穴是"活的"，即腧穴是动态的，会因机体状态的变化而改变"开/合"状态和功能强弱。腧穴敏化在认识腧穴诊断和治疗疾病作用的过程中占有重要地位。

3. 经脉/腧穴-脏腑相关 经脉/腧穴-脏腑相关效应规律表现为经脉/腧穴功能与脏腑效应的特异性，指腧穴与非腧穴之间作用存在差异，不同腧穴之间在功能作用上也存在差异，即某些经（穴）对某脏病或某系统疾病具有明显疗效。

4. 腧穴-神经节段相关 腧穴的分布与神经节段支配关系密切，躯干上的腧穴有明显的神经节段性。各腧穴的主治病证中，"与经络循行有关的病证"和"与近神经节段支配范围有关的病证"大部分相同，即腧穴主治与经络循行的相关性和腧穴主治与神经节段性分布的相关性之间存在一定的交叉现象。

5. 腧穴全息理论 中医学从诞生起，"天人相应""取类比象""司外揣内""整体观念"是中医学的核心理论，均重视人体与自然界及其自身各部分相互的对应关系。经过长期观察与实践，以第 2 掌骨侧全息腧穴为发端，以耳针、头针等为代表，近现代以来，中外医家发展出了众多特色鲜明的全息腧穴体系，临床疗效确切。

二、现代针灸技术

随着现代科学技术的发展，针灸的技术和器具也越来越具有多样性，为临床实践提供了更多的选择。除了传统的毫针、艾灸等广泛应用之外，还进一步发展了皮肤针（梅花针、七星针等）、三棱针、芒针、巨针、皮内针和药物灸等现代针灸治疗器具。除体针外，耳针、面针、头针、鼻针、唇针、手针、腕踝针、足针等区域针灸法也得到了发展。在针灸技术方面，干针、蜂针、激光针灸、电针、热敏灸、腧穴注射、腧穴磁疗、腧穴埋线、腧穴照射等新技术在临床上也得到了广泛应用。

三、现代针灸临床研究

现代针灸研究，不仅要采用现代技术手段，而且要在整个研究过程中始终遵循现代科学研究的一系列规则，如观察对象纳入排除标准的合理性、观察组与对照组间的可比性、观察方法的客观性、数据处理的准确性、研究结果的可重复性等。1995 年，世界卫生组织（WHO）西太平洋地区正式出版了《针灸临床研究规范》，其中明确规定了10 种切实可行的针灸临床研究方法：随机对照试验（randomized controlled trial，RCT）、队列研究、回顾性分析、成果研究、病例序列研究、单个病例研究、临床核查、针灸流行病学、人类学研究以及市场后监测。其中成果研究、针灸流行病学、人类学研究和市场后监测需要利用国家信息技术，如卫生信息数据库，或需要政府组织的参与，临床医生难以独立完成。

近 20 年来，随着循证医学理念的快速发展，针灸临床研究面临标准缺乏、疗效评价体系不完善等问题，西方医学界也对针灸临床疗效提出了一些质疑。针灸学在世界范围内的发展传播受到阻碍，针灸学界逐渐认识到科学的研究设计方法对于验证针灸疗效、提高针灸学术水平的重要性。越来越多的研究者开始采用循证医学手段进行针灸临床研究，科研设计水平逐渐提高，随机对照试验数量急剧增加，为针灸的临床应用提供了更多证据。过去几十年的针灸研究经验表明：临床研究如果不重视针灸临床特点，则其研究结果将无助于提高针灸疗效；机理研究如果不重视体现针灸临床特点，则其研究结果将难以指导针灸临床实践。提高针灸研究质量，不但要重视现代科学技术的应用，更要重视针灸临床特点的体现，不可偏废。针灸因其复杂性干预的特征，注定不能照搬西方医学的评价模式。在针灸特色评价体系建立过程中，一方面要按照国际公认的临床科研设计方法，进行疗效验证；另一方面不能抛弃针灸特色内容，如经络辨证、补泻手法、穴位配伍等，这些针灸关键技术必须在临床研究当中加以详细描述、记录，采用具有中医特色的方法加以评价。近年来，基于真实世界的中医临床科研范式渐渐成为针灸科研的主流，同时也成为联通古老针灸与现代循证医学的桥梁。

四、现代针灸实验研究

20 世纪 60~80 年代，我国医学界在针刺镇痛的研究方面积累了大量实验资料，为针灸作用机制的阐释做出了奠基性贡献，针灸机理的基本轮廓已在这些先驱性研究中初步呈现。最近 20 年，生物医学界对针刺的兴趣在世界范围内迅速增长。PubMed 2017年所收针刺研究论文数量与 1997 年相比增加 5 倍。大量研究以神经生物学为核心，多角度、多层面地为传统针灸效应提供实验证据及机理阐释，而且发现了颇具启示的新现象。随着现代医学的高速发展针灸学科与其他学科的交叉，现代针灸学机制研究也得到了迅速的发展，尤其是现代医学中常用的检测技术，如分子生物学技术、电生理学技术、神经示踪技术、影像学技术及近年来迅猛发展的生物信息学和光遗传学等前沿技术的应用，必将使现代针灸学的研究产生质的飞跃。

第三节　现代针灸学的发展简史

一、传统针灸学

针灸学起源于我国远古时代的氏族公社制度时期，最早的针具和针灸疗法大约诞生于新石器时代，而灸法的起源则是在人类开始使用火以后。传统针灸学的理论体系形成于战国至秦汉时期，以《黄帝内经》的成书为标志，初步形成了以理、法、方、穴、术为一体的传统针灸学理论体系。魏晋时代皇甫谧所著的《针灸甲乙经》是现存最早的针灸学专著，在针灸学发展史上起到了承前启后的作用。唐代孙思邈撰有《备急千金要方》和《千金翼方》等，首载阿是穴和指寸法。在宋金元时期，印刷术的广泛应用促进了针灸学的传播与发展。明代是针灸学发展的高潮时期：第一，名家辈出，出版了汇总历代针灸文献的著作，其中杨继洲编撰的《针灸大成》被认为是针灸学术史上的第三次总结；第二，针刺手法的研究和发展，在单式手法的基础上形成了 20 多种复式手法；第三，改善灸法烧灼痛，即从艾炷的烧灼灸法向艾卷的温热悬灸发展；第四，在腧穴分类中加入了奇穴。清代至鸦片战争时期，针灸学发展进入低潮。

由于历史和社会等多种因素的影响，加上科学技术发展水平的限制，针灸学的发展主要依靠文献理论研究和临床实践探索。在数千年间，传统针灸学从理论到临床得到了全面发展，形成了一个完整的体系。

二、现代针灸学萌芽

1840 年鸦片战争至 1949 年中华人民共和国成立，中国处于半封建半殖民地阶段，针灸学的发展十分缓慢。在这一时期，现代科学技术与西方医学传入中国，对中国传统医学的理论和临床实践产生了冲击，促使传统针灸学与现代科学技术结合，进入一个跨时代的新阶段。1899 年，刘钟衡撰《中西汇参铜人图说》，首次尝试汇通中西医知识理论。1934 年，唐世丞等人发表《电针学之研究》，是近代电针疗法的最初总结。当时颇具影响力的针灸学家承淡安，在日本学习考察后，归国创办了针灸专科学校，汇通中、西医知识，吸取近代研究成果，对针灸理论及临床做了论述和发挥。其1931年编著的《中国针灸治疗学》和1955年出版的《中国针灸学》，均具有较高的学术价值。此外，医家朱琏首先提出了新式针灸学的概念，其著述的《新针灸学》于1945—1949年中华人民共和国成立初期出版。近现代的针灸学发展主要是在传统针灸学的基础上，加入了神经学说的相关内容，称为"新式针灸学"。尽管其理论及临床实践均不够完善，但为现代针灸学的产生提供了现实基础，体现了针灸学的发展趋势。因此，近现代可以说是现代针灸学的萌芽阶段。1949—1958年为现代针灸学的准备阶段。1949年中华人民共和国成立后，针灸疗法开始进入公立医院，应用广泛。全国相继成立了中医药高等学校，并设有针灸课程。1951年8月，卫生部（现国家卫生健康委员会）建立了针灸疗法实验所。1955年底，原针灸疗法实验所改名为中国中医研究院（现中国中医科学院）针灸研究所。1958年，针刺麻醉首次出现。针麻下扁桃体摘除术在上海的首先成功预示了现代针灸学的诞生。通过实践与理论的结合以及中西医的结合，针灸器具发展也更加多样化。20世纪50年代之前，常用银针作为施治的主要器具。然而纯银造价高昂，且材质极软，不锈钢针的出现则解决了这一问题。同期，灸法进一步发展至温筒灸及电热灸，拔罐法发展至玻璃罐。

三、现代针灸学形成

1959—1965年为现代针灸学的奠基阶段。在这一阶段，我国广大的针灸研究者应用现代科学技术和实验方法研究针灸作用原理、针刺麻醉，研发新型针灸器具，现代针灸学研究水平得到极大提高。1959年，在上海召开了全国中医针灸经络学术研讨会，推动了针灸现代研究的发展。此后，针刺麻醉、循经感传、腧穴的物理特性和形态研究、腧穴-脏腑相关等方面的研究均得到了进一步发展。在应用技术方面，打破了毫针刺法一枝独秀的传统格局，出现了电针、耳针、腧穴注射、腧穴照射、腧穴埋线等新式针灸方法。这一阶段主要的著作有《中国针灸学概要》（1964）。

1966—1979年为现代针灸学的渐趋形成阶段。在此阶段，国内对经络现象的研究取得较大进展。通过对循经感传等经络现象的大规模调查，初步肯定了经络现象的客观存在和普遍性，由此形成了多学科、多层次、多方位应用新技术和测试手段探索经络现象的局面，提出了许多有待完善和证实的假说。1971年，《人民日报》和《红旗》杂志向国内外正式公布了针刺麻醉术（简称针麻）的成功及其理论研究成果，标志着新针灸学体系的形成。在针麻临床方面，截至20世纪70年代末，我国开展针麻手术200余万例。1979年6月上旬，北京召开了第一届中国针灸针麻学术讨论会，国内300多位学者、国际34个国家和地区的129位学者出席了会议。会议印发了534篇论文摘要，展示了新中国成立30年来针灸经络研究的最新成就和重大进展。1979年，联合国世界卫生组织建议各国用针刺治疗六大类共计40多种疾病，使针灸疗法在世界范围内获得了良好的声誉。20世纪70年代，针灸器具进一步与现代科技成果相结合，研发出了新型针具供临床选择，如电热针、声波电针等。同期，在现代科技成果的促进下，针灸刺激方法也更加多样化，研发出腧穴超声刺激疗法、腧穴微波刺激疗法、腧穴激光刺激疗法（光针）等，为临床实践提供更多可能性。这一阶段主要的著作有《全国针刺麻醉研究资料选编》《针灸针麻研究》《针灸研究进展》《现代经络研究文献综述》《中国百科全书——针灸学分卷》等，系统地总结了当时针灸临床与实验研究方面的大量成果，表明现代针灸学已经逐渐发展为一门现代科学意义上的学科。

1980年至今为现代针灸学的形成阶段。这一时期学者认真总结过去针灸研究中存在的薄弱环节，腧穴特异性、手法、子午流注等方面的研究课题增多。实验针灸学的学科建立对现代针灸学的形成和发展具有重大意义。实验针灸学是在中医理论指导下，应用现代科学技术与实验方法，研究针灸基本理论、作用规律和作用原理，指导临床实践的一门学科。1982年，天津中医学院（现天津中医药大学）正式创立实验针灸学学科，其后，上海、辽宁、陕西等中医药院校相继开展了实验针灸学课程。1984年，在北京召开的第二届全国针灸针麻学术讨论会，把实验针灸学列为针灸学的分支学科和针灸学的重要成就之一，从而使实验针灸学作为一门独立学科，得到了针灸学术界的正式确认。

1984年8月7—10日，在北京举行了第二届中国针灸针麻学术讨论会，国内403位、国际52个国家和地区的422位专家、学者，世界卫生组织的官员应邀出席。这次讨论会共征集国内论文1000余篇，精选了643篇摘要汇编。国外学者的102篇论文也编印成册。1986年下半年，中国针灸学会在北京等地成立了7个专业研究会，使现代针灸学的基础理论和临床应用得到了全面而系统的整理，并为召开世界针灸学术大会做了必要的准备。

1987年11月23日，在北京召开了第一届世界针灸学术大会，中外1000多名专家、学者参会，中国针灸学会学术部选取了代表我国针灸学水平的568篇论文交流，是中国针灸针麻伟大成就的集中显示，也是古老针灸走向世界的光辉总结。在此次会议前一天成立的"世界针灸学会联合会"，选举出以中国为主席的领导机构，体现了世界针灸界对中国针灸医学工作者的信任。上述几次针灸盛会集中展示了我国针灸麻醉的研究成果和学术水平，也反映了中国仍走在世界针灸潮流的最前头。这一阶段主要的著作有《现代经络研究综述》《针灸研究进展》《中国针灸荟萃》《中国针刺麻醉》《中国针灸学》《针灸学辞典》《现代针灸学概论》《现代针灸学理论与临床应用》《现代针灸学》等。

四、现代针灸学发展

在政府的支持和重视下，中医既秉承传统精华，又融合现代科学理论，逐渐创建现代中医的传承和发展模式。我国从"七五"计划开始即将经络列入国家攀登计划进行研究，以冀找到经络的实质，研究者从不同角度提出的经络实质假说已逾10种。经络的研究已经从寻找经络的物质结构转向经络功能的研究，并从单一经脉深入到了两条或两条以上相关经脉的研究（如表里经脉的研究）以及古典经络系统理论的现代科学阐释（如经脉上下会聚联系基础的研究）。

在针灸理论基础研究领域，国家科技部立项多个"973计划"项目。①络病学说与针灸理论的基础研究（首席科学家吴以岭教授），主要研究络病学说的科学基础。②基于临床的经穴特异性研究（首席科学家梁繁荣教授），围绕针灸理论的基本问题——经穴特异性问题，探讨针灸基本原理。③基于临床的针麻镇痛的基础研究（首席科学家韩济生院士），阐明针刺麻醉镇痛的理论依据和科学内涵，为针麻临床的推广应用提供科学依据。④灸法作用的基本原理与应用规律研究（首席科学家吴焕淦教授），深入研究灸法的理论内涵与作用机制，从灸法的临床现象提炼出理论规律，为灸法临床疗效的提高提供理论支撑和科学依据。⑤确有疗效的经穴效应相关基础研究（首席科学家许能贵教授），以确有疗效的经穴效应——"面口合谷收"为切入点，深入探寻经脉体表与体表上下之间特异性联系的生物学机制，诠释经络理论的科学内涵，进一步阐明穴位主治作用的规律和机制。⑥针刺对功能性肠病的双向调节效应及其机制（首席科学家朱兵教授），选择功能性肠病为切入点，以针灸传统理论、针灸临床实践以及现代研究证据为指导，采用系统生物学、脑科学、基因敲除技术等多学科结合的方法手段，系统研究针灸调整和维持机体"稳态系统"的双向调节效应的规律及其相关的生物学基础。⑦经穴效应循经特异性规律及关键影响因素基础研究（首席科学家梁繁荣教授），运用多学科研究方法和手段，基于临床，深入阐明经穴效应循经特异性基本规律和关键影响因素，揭示经穴效应循经特异性多环节靶向调节的生物学基础。⑧基于临床的针麻镇痛与机体保护机制研究（首席科学家万有教授），以针麻临床常见的手术病种为载体，阐明针麻镇痛与重要脏器保护的作用与机制，明确针麻临床应用价值，为针麻的临床推广应用提供科学依据。⑨基于临床的灸法作用机理研究（首席科学家吴焕淦教授），以灸法临床确有疗效的病症为载体，揭示艾灸效应的内源性调节、修复和保护机制，证实得气、灸温、灸材是影响灸效的关键因素并揭示其生物学机制。⑩腧穴配伍效应规律及神经生物学机制研究（首席科学家熊利泽教授），以针刺麻醉、针刺止吐为研究平台，综合运用多中心临床评价、多模态神经影像学、神经电生理等多种技术方法，科学评价腧穴配伍间的效应差异，从系统—分子—细胞三个层次系统揭示产生腧穴效应差异的神经生物学机制。⑪腧穴配伍方案优选及效应影响因素研究（首席科学家王之虹教授），提出了"针对同一病症的两个或两个以上主治作用相同的腧穴配伍具有协同增效的作用，选穴是影响腧穴配伍的主要因素"的假说，提出了"同功穴"的新理论和腧穴配伍研究的新思路。

第二章　现代针灸学基本理论 ▷▷▷▷

第一节　腧穴特异性

腧穴，"腧"通"输"，"穴"是空隙的意思，亦有"俞""节""气穴""会""骨空"等名称，指脏腑经络之气输注于体表的特殊部位。腧穴的"输通"作用是双向的，从内向外，反映病痛；从外向内，接受刺激，防治疾病。从这个意义上说，腧穴的作用可以分为四个方面，即输注气血、反映病证、协助诊断和防治疾病。

腧穴既是疾病的反应点，亦是针灸治疗的刺激点。由于每个腧穴所处的部位、所属的经络及其联系的脏腑不同，因而存在作用上的差异。近年来，对腧穴特异性的研究主要涉及形态结构、生物物理特性、病理反应和刺激效应等方面。

一、腧穴形态结构特异性

从 20 世纪 50 年代开始，学者们就对腧穴形态结构的特异性进行了广泛的研究，初步证实腧穴与周围神经的关系最为密切，其次是血管、肌肉、肌腱、淋巴管等。大量研究表明，脊髓背角可接受不同腧穴信息，而腧穴的传入纤维在脊髓和脑干有其特定的定位投射。支配大鼠足厥阴肝经下肢所属肌肉的运动神经元在脊髓前角的定位及它们的树突投射关系，证明支配同一经络所属肌肉的运动神经元在脊髓前角形成特定的运动神经元细胞柱，它们之间具有特异的相互投射及电生理特性，是构成循经感传的神经解剖学基础；在国内外学者对胃肌电研究的基础上，通过腹腔注射胆碱能 M 受体阻滞剂和交感神经节阻滞剂，发现其可明显减弱电针"四白"穴对胃肌电的增强效应，而腹腔注射肾上腺素能神经阻滞剂则出现胃运动增强效应，表明"四白"穴的针刺效应与神经关系密切。运用穴区神经纤维联系机制解释传统循经取穴方法，观察到"合谷"穴和口面部均与孤束核有着直接或间接的纤维联系，而且三叉神经半月节有向"合谷"和"四白"穴的分支投射，说明"合谷"穴和面口部神经有着密不可分的联系，为腧穴形态学的研究提供强有力的证据。

从腧穴形态的大体解剖和显微结构观察发现，腧穴区较非腧穴区具有表皮薄、神经末梢丰富、感受器密集、血管及淋巴细胞丰富等特征。有研究发现通过成人前臂骨间膜乳胶或墨汁动脉灌注的标本，观察心包经沿线动脉分布，实验观察显示在腧穴区血管的分布有一定的密集性；利用乳胶及墨汁灌注血管，通过巨微解剖、图像分析等方法研究发现：小腿骨间膜血管主要呈节段性分布，骨间膜胆经及胃经沿线腧穴区血管较密集。结缔组织是遍布周身的一个巨大网络系统，而不同腧穴内的组织形态结构存在差异，如在腧穴高密度区可见厚实连续的致密结缔组织结构，包括腱膜、增厚的深筋膜或两者混合体；肌腱附近腧穴（如昆仑穴）中，主要是环层小体最多；肌与肌腱接头部的腧穴（如承山穴）中心以腱器官为主。

二、腧穴生物物理特异性

自 1950 年经络"良导络"的发现至今，许多研究者从电、热、光、磁、声及同位素等不同角度探讨了经络腧穴的生物物理学特性，并取得了一定的成果。腧穴具有特异的电学特性已经被大量研究证实，结果表明腧穴与周围非腧穴比较具有电阻偏低、电容和电位偏高的特点，肯定腧穴的电学特性是客观存在的。近些年来，随着光学理论的快速发展，其中，经络腧穴的超微弱发光、腧穴的红外辐射光谱及循经激光传输等经络腧穴的光学特性研究为经络的存在提供了客观依据，同时也为经络腧穴的实际应用提供了生物物理学的理论依据。1984 年之后开始了对经络腧穴声学特性的研究，研究多采用声测经络技术，且具有循经性；声波循经传导具有低速、衰减性；不同经脉、同一经脉不同腧穴对声波的接收情况不同，即敏感性存在差异；特定频率声波可引起腧穴周围微循环的改变等。

（一）腧穴电学特性

在经络腧穴测定的相关研究中，日本的中谷义雄发现皮肤上某些点的导电量较一般部位高，并称之为"良导点"，令人惊奇的是这些"良导点"的位置与我国腧穴位置很一致。大量的研究资料表明，腧穴具有特异的电学特征，当电流通过腧穴部位时，腧穴区相比较非腧穴区的皮肤具有较高的导电量，故称为腧穴的低电阻性。

1. 腧穴低电阻特性　1955 年首次报告了人体体表上测出皮肤电位较周围高的点称皮肤活动点，有些点的位置与腧穴相符，这些点上的电位可随内脏器官活动而改变。腧穴的电阻为 $1 \times 10^5 \sim 2 \times 10^5 \Omega$，非腧穴则在 $1 \times 10^6 \Omega$ 以上明显高于腧穴的电阻。电压在 5~10V 的条件下，一般腧穴电阻较非腧穴对照点低 50% 以上。有研究者通过用红外热像图方法和体表电阻测量法对家兔"内关"穴、"心俞"穴区和各穴旁开 1cm 的皮肤温度和电阻进行检测，结果表明：腧穴区具有高温和低电阻特性。另外，据报道，人体死亡后，原腧穴处仍然具有低电阻特性，经福尔马林处理，其电阻值虽较生前有显著提高，但也只是非腧穴的 1/10 以下。1958 年张协和的研究结果显示电阻值低的这些点连成的线与古典的经脉相近，尤其在一些患者身上这一现象更加明显。随后在 20 世纪 80 至 90 年代，我国又陆续有研究人员证实这一观点，提示皮肤低阻点是循经分布的，而这些低电阻点的位置与腧穴位置相符。

2. 腧穴低电阻特性具有相对性　20 世纪 80 年代我国研究者发现部分腧穴不具有低电阻的特点，所测腧穴是否具有低电阻有明显的个体差异。采用体表电位测定仪将水平排列的多头探测电极分别固定在腧穴和非腧穴上进行测定，结果显示 70% 的腧穴体表电位,与非腧穴体表电位相比较,有显著差别,并不是所有腧穴体表电位均有此特性。国外在这方面有较多报道,尤其是近几年的研究均认为腧穴的低电阻特性具有相对性,有研究者采用四电极法测定经络低电阻特性的研究,结果心经的电阻值显著低于对照部位的电阻值,而脾经的电阻值与对照部位则没有差异。后来又做了腧穴电学特性研究的系统评价,该系统评价中纳入了9个相对严谨的研究,其中4个研究认为并不是所有的腧穴都具有低电阻特性。以上研究均说明腧穴的低电阻性是相对的。

3. 腧穴电学其他特性 腧穴的皮肤电阻,在各种生理病理情况下,可以发生变化,尤其是病理情况下,这种变化更为显著。在这方面我国的科研工作者做了大量工作,结果表明:当机体患病时,有关经络腧穴电阻发生变化,这种变化常表现为两侧同名腧穴的电阻失衡;当神经、脏腑或器官发生显著机能变化时,如进食前后、睡眠前后、运动前后等,腧穴电阻也随之发生变化;此外,还表现在受外界环境影响,如气温、季节,甚至一天之内的不同时间,以及针灸后,腧穴的皮肤电阻都可以发生变化。这说明古人认为的,针灸治病机理就在于调节经络脏腑虚实使之达到阴阳平衡的观点是正确的。

(二)腧穴热学特性

人体作为红外源,其放射的红外光谱与人体的新陈代谢密切相关,可反映内在组织器官的生命信息。20世纪90年代,福建省中医药研究院胡翔龙等人使用温度分辨率较高的红外热像仪,将人体体表经脉线的红外辐射轨迹成功地显示和记录下来,使人们第一次借助现代科学仪器——红外热像仪,"看见"了古人所描述的经脉循行路线。他们先后在250名健康志愿者和一部分肺部疾病患者身上观察到沿躯干和四肢躯体的经脉循行路线上均可出现循经红外辐射轨迹,沿循经红外辐射轨迹的皮温较高,形成高温带,但也有一些受试者在不同的实验日出现低温带,这些轨迹或长或短,但与古典十四经脉循行路线基本一致,有的甚至可以通达全程。

利用特定红外辐射装置,可以在冠心病患者的心包经、心经及其他经脉上找到一些具有相对特异性的腧穴,虽然这些腧穴的红外辐射光谱形态与正常人相同,但在一些特定波段上的强度则具有显著差异,而且两侧对称腧穴的强度也存在差异。人体红外辐射存在较大的个体差异,但所有光谱的峰值都在 $7.5\mu m$ 附近,主要辐射光谱的峰值范围在 $5\sim12\mu m$ 之间,占总辐射强度的90%以上;实验同时检测了内关穴、劳宫穴、合谷穴黑体辐射的光谱,结果发现:在 $2\sim2.5\mu m$ 和 $15\mu m$ 两个波段上人体有比黑体辐射更强的辐射存在。

(三)腧穴光学特性

研究人员发现,当向一个腧穴照射一束激光时,会在十几厘米以外的另一个腧穴上检测到光的信号。研究者发现腧穴处的组织对 $10\sim20\mu m$ 波段红外光具有较高透射率,透光率可达到62%。这些研究均证明腧穴与光学有着紧密的联系。人体腧穴的光学特性表现在以下几方面:

1. 腧穴发光强度与循经感传相关　1985 年我国研究报道了对 16 名健康成年人的观察结果，即在高频高压电场电流极微弱，频率很高，受试者安全，无不适感作用下，拍摄到手足部位十二经脉呈线状排列的发光点，其路线基本上与大肠经的体表循行路线一致。在 20 世纪 70 年代后期，中国科学院生物物理所的严志强等人研究也发现，人体腧穴上能发出较强的"冷光"，即超微弱发光，且失血和死亡家兔的发光强度明显下降，而针刺得气则可增加发光强度，有感传者更加明显。由于腧穴处毛细血管丰富、组织液流动迅速，氧气供应多，二氧化碳清除迅速，是机体活动旺盛的地方，因此，他们认为这种"冷光"的发光强度一定程度上反映了机体生命活动能力的强弱。同时以人体体表主动发射的超微弱冷光信息为指标，客观化、定量化地研究人体显性循经感觉传导规律，观察到循经感传线上的皮肤超微弱发光的强度较其两侧对照部位强。2011 年，在福建师范大学搭建的光学传输特性实验平台的基础上，研究者观察了不同压力阻滞状态下光波沿心包经传输特性，实验结果显示，光波呈现经脉线传输的趋势及沿经光波传输可被阻滞，再次从光学的角度证明了循经感传现象的客观存在及可被阻滞的现象。

2. 生理状态下人体左右同名腧穴发光强度左右对称　就同一个人而言，腧穴处的发光强度高于周围非腧穴处的发光强度，健康人左右体表发光强度对称，而病人则会在其左右体表测到一个或几个不对称的发光点，并且在针刺治疗以后向对称明显转化。正常人体不同部位超微弱发光，发现手指具有较强的发光，且高于手心和手背。采用线阵探测器光纤光谱仪获取健康女大学生太冲穴、太白穴、冲阳穴月经期及月经期前后的反射光谱，通过月经不同时期腧穴反射率的比较，发现月经期的反射率高于月经前和月经后，差异有统计学意义，这种差异太白穴和冲阳穴较太冲穴更为明显；月经期太白穴的反射率明显高于太冲穴和冲阳穴。初步表明腧穴的光学特性在反映月经的不同状态上具有一定的特异性，腧穴反射光谱特性的变化与机体气血由盛而衰的变化规律有关。又如有研究者采用线阵电荷耦合元件探测器的光纤光谱仪获取女性的子宫、肝、内分泌 3 个耳穴在月经前后不同时间的可见光反射光谱，发现耳穴漫反射光的变化与机体气血盛衰有关。

3. 病理状态下人体左右同名腧穴发光强度出现失衡　早在 1980 年有研究者对高血压患者腧穴的发光信息进行了测试，结果显示高血压患者左右中冲穴的发光强度不对称，相差 1 倍左右。研究通过对原发性高血压患者腧穴超微弱发光光谱观察，发现发作期患者肝俞、期门、太冲、太溪等腧穴的光谱值呈现不对称；病情缓解后，光谱值左右不对称性得到缓解。有研究者将胃俞与足三里穴红外辐射检测应用于慢性胃痛的初步研究，检测患者胃俞与足三里穴红外辐射值，结果显示红外辐射水平对辨别其寒热属性具有一定意义。又如有研究者对乳腺增生患者的膻中穴和期门穴及其非穴的体表红外辐射光谱进行比较，发现体表红外辐射光谱强度非腧穴点比期门穴增高，比膻中穴降低，表明在病理状态下，机体处于不同的虚实状态。还有研究发现哮喘和胃炎患者在其相对应的脏腑相关经络循行所过的手指出现不对称反应。

（四）腧穴声波特性

1. 声波的循经传导性 现代经络研究证明，将外部声源作为声信息输入到人体内，声波具有循经传导的现象，并能显示出经络体表循行线。通过声测大肠经、胃经、膀胱经体表循行线的研究表明，每一个检测点均检测到了与输入波完全一致的波形，其传导的轨迹与古典文献描述的胃经循行完全一致。由此可以看出，经络腧穴的声学特性具有循经性，经脉线是声波的一个优势传导路径。

2. 声波在不同经脉的循经传导有差异性 近年来，有研究者开始关注腧穴对复合声波接受差异性的研究，即利用宫调体感音乐声波检测下肢三阴经和三阳经传导差异，结果显示，宫调体感音乐声波在足阳明胃经传导优于其余下肢经络。选用音乐声波发射与接收系统，检测手三阳经、手三阴经对复合声波的接收情况，结果显示手三阳经的原穴接收强度高于手三阴经的原穴，研究还发现女性手六经原穴及手三阴经合穴的宫调音乐存在差异。有研究将健康女大学生下肢脾、胃经腧穴对音乐声波接收值做比较，结果显示不同腧穴宫声波接收效值差异显著，胃经足三里和胆经阳陵泉为宫音接收高敏感腧穴，胃经下巨虚、上巨虚和膀胱经昆仑为低敏感腧穴。

3. 声波在人体经络的传导速度及频率具有特异性 声波在人体内传导的频率、速度都有一定的特异性，出现循经性波的前提是有适宜的输声频率，运用经络输声技术探测到大肠经的传声速度均值为 11.0~14.5m/s，肺经为 10~11.4m/s，二者基本相仿。在声测胆经体表循行线的实验中发现，胆经下肢部各穴的波形最稳定，循经性波出现率最高，至胸胁部明显下降，到达头面部后又有所提高。还有研究者通过胃经实验发现：每一个检测点上均测到了与输入声波频率、波形一致的波，说明检测波均由输入波传导而来，经络循行线上测得的声波波幅值明显大于两侧对照点，其传导轨迹与古文献描述的胃经体表循行路线基本一致，低频声波在胃经中的传导是不等速的，并得出胃经各穴的最佳输声频率均在 39.8~50.2Hz 之间。以上研究表明，声波在人体经络的传导速度以及每条经络的输声频率是存在差异的，具有相对特异性。

三、腧穴病理反应特异性

腧穴的病理反应是指脏腑器官发生病变时，通过经络在体表某些腧穴出现的各种异常变化。早在《黄帝内经》时，古人就认识到腧穴的这一特性，如《灵枢·九针十二原》载："五脏有疾也，应出十二原，明知其原，睹其应，而知五脏之害矣。"经络"内属于腑脏，外络于肢节"，是联系体表与内在脏腑的通路，因此脏腑器官发生病变时，经络的异常现象反应于外在体表，故通过针刺经络腧穴可以对内脏功能起到调整作用。

腧穴的病理反应，多采用按压或观察才能发现，而现代研究在揭示了腧穴的低电阻特性后，提示可以利用更为精确的方法，探查腧穴的异常变化，并用之进行临床诊断和治疗。腧穴的这种病理反应常有以下表现：感觉阈值改变，即感觉过敏（包括酸楚、疼痛及由于按压检查而出现的压痛等）和知热感度的异常变化（机体某一脏腑有病时，其相应经脉之井穴或原穴对热的敏感度可能升高或降低，出现左右失衡）；组织形态的改变，即用按压、循捏等方法，常可在呈现阳性病理反应的腧穴皮下触摸到形似麦粒或黄豆大小的结节状反应物或（0.15~0.3）cm×（2~3）cm 大小的条索状反应物，有时还可以触摸到腧穴皮下组织松弛、凹陷、隆起或坚硬；生物物理指标的改变，表现为腧穴皮肤电的变化和皮肤温度的变化，即表现为局部的电阻、电位，或温度的升高、降低，或左右失衡。肾经出现皮疹者常有泌尿系统、神经系统方面的变化，而脾经出现皮损者则多伴有消化系统病变。《灵枢·邪客》曰："肺心有邪，其气留于两肘；肝有邪，其气留于两腋；脾有邪，其气留于两髀；肾有邪，其气留于两腘。"脏腑有邪，外达于体表相应部位。结合腧穴病理反应的特异性，每个脏腑器官都有其特定的反应腧穴，特别是背俞穴、募穴、郄穴、井穴、原穴在反映相应脏腑疾病方面较为灵敏。例如，胃部病变多在胃俞、中脘（募穴）、梁丘（郄穴）和足三里出现压痛和病理反应物；肠道病变在天枢（募穴），呼吸系统病变在肺俞、中府（募穴）、孔最（郄穴），肝胆病变在肝俞、胆俞和胆囊点（阳陵泉下一横指处），心脏病变在心俞、神堂，肾脏病变在肾俞，膀胱病变在中极（募穴），妇科病变在三阴交出现压痛和病理反应物。病变发生在脏腑所属经脉的井穴或原穴，有的还伴有知热感度、皮肤电、腧穴发光、热辐射和辐射场图像的变化。研究者对支气管哮喘患者、胃炎患者、健康人腧穴超微弱发光进行了分期研究，结果发现：健康对照组两侧肺俞、定喘、太渊、外关各穴发光强度无明显差异，处于平衡状态；支气管哮喘患者在发作期，以上腧穴除外关外，左右两侧发光值均有明显差异，显示失平衡状态，而在缓解期呈现恢复趋势；与健康对照组比较，胃炎患者胃俞、脾俞、梁丘两侧同名穴发光值差异均有显著性意义，同样为失衡状态。这些腧穴发光现象亦是腧穴病理反应的一种表现。

四、腧穴刺激效应特异性

腧穴与非腧穴除上述差异外，还有刺激效应的特异性，主要存在于腧穴与非腧穴之间、不同经脉上的腧穴之间和同一条经脉上不同腧穴之间等。按照古代文献的论述，每一个腧穴都有其特殊性，针灸不同的腧穴可以引起不同功效，如《难经》所说："井主心下满，荥主身热，输主体重节痛，经主喘咳寒热，合主逆气而泄。"说的就是腧穴在功能上的特异性。目前多数人认为，腧穴功能特异性既有普遍性，也有相对性。

（一）腧穴与非腧穴之间的效应不同

针刺腧穴一般具有良好的治疗作用，其作用明显而持久；而针刺非腧穴一般治疗作用不明显或作用很小。针刺健康人足三里穴可使白细胞的吞噬指数（每个白细胞吞噬细菌的平均数）由 1.74 上升至 3.67；吞噬能力（每百个白细胞有吞噬能力的白细胞数）由 48.16%上升至 71.25%；而针刺非腧穴点，白细胞吞噬指数由 1.62 降至 1.50，吞噬能力由 49.44%降至 47.11%，几乎没有针刺效应。有人采用 mRNA 差异显示技术展示基因表达图谱，从基因变大的差异分析针刺腧穴与非腧穴效应的不同，结果显示，针刺腧穴可引起某些基因表达的增强，而非腧穴则作用不明显，但也可以引起一定的应激反应，表明腧穴具有一定的特异性。

同时，腧穴注射药物较非腧穴注射药物表现出明显的腧穴特异性。对心包经腧穴及非腧穴点注射给药调节家兔心脏功能研究，分别在心包经上的两个腧穴（曲泽、天泉）及经脉线上的两个非腧穴点注射利多卡因，观察对抗心律失常的作用，并与肌内注射组比较，其中以腧穴组的效果更强。腧穴注射组与肌内注射组比较，心律失常恢复时间、指数与回复率均有显著差异，天泉与曲泽两腧穴注射利多卡因对心律失常的纠正作用大于肌内注射组，尤其在65分钟以后，对心脏功能的保护作用更为显著。这表明心包经具有整体效应性，其作为一条经脉参与心脏功能的调节，腧穴注射比非腧穴更具有临床疗效。

近年来，赖新生教授首次提出"腧穴特异性-脑相关学说"，该假说认为腧穴及腧穴针刺后的得气效应在脑区有着特异的指向性激活。他运用功能磁共振成像（fMRI）技术，进行了针刺外关穴、非穴区对不同脑区激活效应的观察研究，发现外关穴针刺对调控上肢运用的脑区及对参与运动、执行、语言、智力调控的小脑均有显著的激活作用，而非穴区无此激活效应。又有学者亦利用功能磁共振观察针刺至阴、通谷等穴与用闪烁光直接刺激眼部对枕叶视皮质区的激活进行对照，发现二者极为相关，而针刺相应腧穴旁的刺激点，则无此效应。有学者用功能磁共振成像方法研究腧穴和非腧穴电针镇痛时脑功能区的变化，了解腧穴对电针镇痛的影响，采用腧穴深刺、非腧穴深刺，分别电针20例健康右利手志愿者左侧足少阳胆经的阳陵泉和悬钟穴，其中有16例完成腧穴深刺，18例完成非腧穴深刺，结果显示，腧穴深刺与非腧穴深刺引起的脑功能区的变化有显著差别。上述研究结果表明，腧穴与非腧穴之间的效应存在着明显的不同。

（二）不同经脉上腧穴效应不同

十二经脉由于其循行路线的不同，所联系的脏腑、器官也不同，每条经脉上的腧穴各有其不同作用、产生不同效应，这是腧穴功能特异性的一个方面。在电针不同腧穴对家兔微循环障碍影响的研究中发现，电针"水沟"穴对微循环障碍有改善作用，电针"阳陵泉"穴对微循环障碍无改善作用，提示电针改善微循环障碍存在腧穴相对特异性。

有研究观察电针不同经脉腧穴"三阴交""内关""合谷""三阴交配合谷"对怀孕大鼠子宫肌电异常改变的影响，以分析腧穴效应的特异性，结果表明，电针不同腧穴对于异常的子宫肌电具有不同的调节作用。这一结果与传统针灸临床所认为的三阴交、合谷配合能特异性地干预子宫活动相合。艾灸健康人不同腧穴后发现，背部肺俞穴可提高用力肺活量，而百会穴及神阙穴则无此作用，提示肺俞穴可能对治疗呼吸系统疾病具有特异效应。不同经脉上的腧穴有不同作用偏性，如：针刺"足三里"可使家兔血清刚果红清除率上升，但改刺"环跳"则见清除率下降；针刺"内关"可使心肌电活动加强，而针刺"神门"则见心肌电活动减弱。一般来说，腧穴效应与其所属经脉的络属规律具有明确的对应关系，本经腧穴对其所属脏腑器官的影响较异经明显，即古人所讲的"经脉所过，主治所及"，这是腧穴特异性的重要表现。

（三）同一经脉上不同腧穴效应不同

同一经脉的腧穴作用也有差异。从经络联系上说，同一条经脉的腧穴有大致相同的治疗作用，但每个腧穴又有治疗的特殊之处。肺经上的腧穴有治疗肺脏病的共性，但少商开窍泄热、鱼际行气泄热、太渊培补肺气、列缺通宣肺气等又各具特色，且互相之间不能完全替代。膀胱经背部第一侧线的背俞穴及第二侧线相平的腧穴与五脏六腑关系密切，主治与其相关的脏腑病证和有关的组织器官病证关系密切。肺俞主治咳嗽、气喘、咳血、鼻塞、骨蒸潮热、盗汗等，肾俞主治遗尿、遗精、阳痿、月经不调、白带、水肿、耳鸣、耳聋、腰痛等，大肠俞主治腹痛、腹胀、腹泻、细菌性痢疾、肠梗阻、便秘、腰脊痛等，至阴可疗胎位不正，昆仑可治疗后头痛、项强。

在针刺小肠经不同腧穴对听性脑干反应影响的特异性研究中发现，听宫对听性脑干反应的影响明显强于其他腧穴，后溪和肩贞的作用不明显，但后溪作用略强于肩贞；电针足三里、四白、天枢等穴对大鼠胃电具有一定的调控作用，其中以四白穴对胃功能的影响较为明显，其效应与足三里穴相似，有时甚至优于足三里穴；在针刺同一经络不同腧穴的磁共振功能成像对比研究中，针刺足三里和丰隆穴时激活脑区有一定差异，针刺足三里时激活的脑区位于左侧海马回、颞中回、颞上回和右侧颞上回、缘上回，针刺丰隆穴激活的脑区位于左侧颞上回、颞中回和右侧颞上回、扣带回、额内侧回、中央旁小叶，结论显示：除了两侧颞上回和左侧颞中回可能是针刺右侧足三里和丰隆穴作用的共同神经通路外，两穴针刺后引起的脑激活区不完全相同。

（四）腧穴相互之间的协同和拮抗作用

与药物配伍相似，腧穴之间亦存在着配伍关系。不同腧穴之间在针灸作用上存在着相互加强或相互抑制的"生""克"关系。腧穴配伍是将两个或者两个以上的腧穴在辨证论治理论的指导下，结合临床需要并按一定规律进行配伍组合。腧穴配伍是针灸处方的关键，是决定疗效的重要环节。根据不同疾病、不同证型，合理使用腧穴配伍方法可提高临床疗效，减少不良反应及副反应。有报告指出：针刺心经的神门穴对实验性高血压有降压作用，针刺肝经大敦穴，有加强神门降压效应的作用；针刺膻中穴可引起大鼠催乳素分泌，足三里可加强此作用，而足临泣穴则可拮抗膻中穴的这一作用。因此，膻中穴与足三里穴的配伍显示了腧穴配伍中的协同作用，而膻中穴与足临泣穴的配伍体现的是腧穴配伍中的拮抗效应。有研究发现，通过深度麻醉的犬静脉注射呋塞米，针刺一侧"涌泉"穴可抑制对侧肾脏的利尿作用，而针刺"肾俞"穴则可对抗针刺"涌泉"穴所引起的这种抑制作用。以上腧穴配伍的相关研究可以为临床配伍选穴提供一定依据。

五、腧穴特异性的临床应用

《灵枢·九针十二原》曰："所言节者，神气之所游行出入也，非皮肉筋骨也。"说明腧穴是经络气血输注于体表的部位，具有输注气血的功能。同时，腧穴也是邪气所客和病变的反应之处，又是针灸施治的刺激点，具有防治疾病的作用。故当人体内部发生病变时，内在的病理状态可通过经脉腧穴反映于体表。经过大量的临床资料发现，阳性反应物若是出现在第 1 颈椎旁多为眼疾，在第 2~7 颈椎处多为咽炎、甲状腺疾病，在第 1~5 胸椎处多为心、肺、支气管、上肢疾患，在第 5~12 胸椎处多为肝、十二指肠、胆、脾胃疾患，在第 1~4 腰椎处多为肾、腰腹、下肢疾病，在第 5 腰椎以下多为生殖器疾患。

每个脏腑器官的病理反应腧穴并不限于一个，病变的性质不同、病情轻重不同，出现病理反应的腧穴数量和腧穴病理反应的形式也不同。一般来说，病情轻者，呈阳性反应的腧穴数量较少、反应物较少、较软；病情重者，呈阳性反应的腧穴数量较多、反应物也较多、较硬。阳性反应腧穴的数量和腧穴病理反应的表现形式还可随疾病的消长而变化。可见，腧穴病理反应的特异性主要表现为特异性反应病变的部位、病变的性质、病情的轻重和疾病的转归，据此可对疾病进行诊断和鉴别诊断。不同疾病和不同腧穴在反应形式上也有所不同，如胃病，足三里反应多以条索状物出现，而胃俞穴反应则多以局部组织松弛形式出现，或呈凹陷，或感觉异常；胃癌患者，则胃俞穴常出现结节样反应物。因此，腧穴的病理反应特性对临床疾病有诊断意义。

由于经脉的循行路线及联系脏腑器官不同，故不同经脉上的腧穴在疗效上存在差异。足三里有降低血管通透性的作用，而大椎则有增加血管通透性的作用。在针灸治疗胎位不正的研究中发现，针灸手太阴肺经少商、鱼际、尺泽，足太阴脾经隐白、太白、三阴交，足太阳膀胱经至阴、京骨、飞扬，手太阳小肠经少泽、后溪、腕骨，刺激这些腧穴均有一定程度纠正胎位不正的效应，按作用大小依序为脾经腧穴>肺经腧穴>膀胱经腧穴>小肠经腧穴。

腧穴是针灸处方的第一组成要素，而腧穴的选择及配伍是否精当则影响着针灸的治疗效果。腧穴配伍的主要目的是增强疗效、减轻不良反应，故认识腧穴配伍对临床选穴配穴有一定的价值。如针刺胃俞组、梁丘组、梁丘配胃俞组及非穴组对 17 例慢性胃炎患者胃电图的影响，结果表明：针刺非穴组胃电波无明显变化，而针刺三组腧穴时，患者原来低下的胃电波幅上升，其中以梁丘配胃俞组胃电波上升的幅度最明显，病理状态下低下的胃电波恢复到正常水平，表明梁丘配胃俞对慢性胃炎的改善明显优于单穴，体现腧穴配伍中的协同效应。腧穴配伍亦存在拮抗作用，如据报道在针灸治疗 1 例肺痨患者过程中，选用膀胱经和胃经的腧穴患者反应良好，但增加脾经腧穴（三阴交、阴陵泉），患者则出现寒战高热，停用脾经两腧穴病情又好转，这些腧穴的配伍体现了腧穴的拮抗作用。又如百会、人中和神门三个腧穴在改善血管性痴呆方面有相对不同的特异性，百会、人中和神门三穴的联合运用能够较为全面地改善血管性痴呆患者的认知功能和非认知功能，表现在降低痴呆的严重程度，提高血管性痴呆患者时间定向、空间定向、注意计算、短程记忆和图形描记等方面的能力，改善其生活能力和个性变化。因此，腧穴的配伍对临床选穴配穴有着指导意义。

第二节　腧穴敏化

　　腧穴不仅是脏腑气血输注出入的部位，还能反映和调整脏腑功能，具有诊断和治疗两大作用。随着人们对腧穴认识和研究的逐渐深入，近年来有学者将腧穴和功能状态联系起来研究，提出腧穴是"活的"这一概念，即腧穴是动态的，会因机体功能状态的变化而改变"开/合"的状态和功能强弱。腧穴是由于其所属原始体节的功能单位不同，形成与脏器的相对特异性联系。内脏疾患可以在相应的体表特定区域发生痛觉异常等敏化现象，使正常时相对"沉寂"的穴区出现"按之快然或痛"的功能变化，并使该穴区的面积扩大，即腧穴敏化。因此，腧穴的大小和功能不是固定不变的，而是随机体功能变化而动态变化的。

一、腧穴敏化的形成

　　对于腧穴起源的认识并无文字的确切记载，目前普遍认为是在用砭石割痈肿脓疡的经验基础上，逐渐扩展到"以痛为输"，哪里出现病痛就在相应部位刺灸。《灵枢·背俞》曰："欲得而验之，按其处应在中而痛解，乃其输也。"《灵枢·五邪》曰："邪在肺，则病皮肤痛……背三节五脏之傍，以手疾按之，快然，乃刺之。"《灵枢·九针十二原》曰："五脏之有疾，当取十二原……五脏之有疾，应出十二原，而原各有所出，明知其原，睹其应，而知五脏之害矣。"从腧穴的发展来看，经历了最初的无定位穴，进而发展到无定名穴，直到《黄帝内经》时才大量出现如足三里、合谷等腧穴。唐代孙思邈提出的"阿是穴"就是"以痛为输"取穴的腧穴。因此，有学者认为，人们在寻找压痛点的反复实践过程中，发现体表压痛点与躯体或内脏病痛存在特定联系，从而逐渐形成腧穴的基本概念。

二、腧穴敏化的现象及特征

　　人体在疾病状态下，某些腧穴或部位会出现敏化现象。这种敏化可能是热敏、痛敏、压敏等感觉的变化，也可能是临床上通过医生的诊断观察到腧穴处丘疹、凹陷以及结节状或条索状物等形态或功能上的改变。有学者通过对 20 多种疾病热敏普查的研究后发现：疾病状态下，腧穴热敏现象的出现率为 70%，而且对热敏穴（或部位）施灸是提高灸疗疗效的关键。如胃下垂患者常在足三里穴处出现条索状物、中脘处出现结节，十二指肠溃疡患者多在梁丘、不容、脾俞、胃仓出现压痛点和条索状物等。还有学者观察到，99.2% 的胃病、肝病患者在足三里、阳陵泉、胃俞、脾俞、肝俞等相应腧穴处出现阳性反应点，表现为感觉过敏（多数表现为轻按腧穴即觉酸痛麻感），或组织改变（主要表现为条索状、结节状反应物）、组织松弛或局部凹陷等。浅表性胃炎患者可以出现足三里、上巨虚、下巨虚、中脘、上脘、脾俞、胃俞痛阈降低。有研究采用 VonFrey 法测定了正常人、功能性肠病（包括便秘和腹泻）患者与胃肠疾病相关的 13 个腧穴及其旁开非穴点的压痛阈值，结果显示：与正常对照组比较，功能性肠病患者的足三里、上巨虚、下巨虚等穴的压痛阈值，及其旁开 1 寸、2 寸同神经节段非腧穴点的压痛阈值均显著下降，阴陵泉穴及其旁开 1 寸同神经节段非腧穴点的压痛阈值显著下降；功能性便秘患者曲池穴及其同神经节段非穴点的压痛阈值显著下降，大肠俞的压痛阈值显著下降。这一结果提示：患者在疾病（功能性肠病）状态下，部分与病变相关的腧穴（如足三里、上巨虚、下巨虚、曲池、大肠俞等）出现敏化，而且腧穴敏化范围增大，说明敏化的腧穴不是一个点，而是一个相对敏感的功能区域。

三、腧穴敏化的机制

（一）腧穴敏化的外周机制

目前关于腧穴敏化的神经生物学机制还不明确。有研究认为：体表相应腧穴出现敏化的现象与现代牵涉痛有相似之处。此类疼痛出现于远离病变器官的部位，表现出皮肤感觉过敏等。

1. 腧穴敏化的产生

（1）神经源性炎症反应　牵涉痛的局部机制与神经源性炎性反应相关，因此腧穴敏化的局部机制可以理解为：内脏的伤害性信息通过背根反射或轴突反射的形式逆向传导到感觉神经末梢，感觉神经终末释放 P 物质（substance P，SP）、降钙素基因相关肽（calcitonin gene related peptide，CGRP）等神经活性物质，SP 作用于肥大细胞（mast cell，MC），引起肥大细胞的聚积、脱颗粒，并释放组胺（histamine，HA）、5-羟色胺（serotonin，5-HT）、前列腺素等促炎因子。CGRP 作用于动脉血管引起血管扩张，血浆蛋白渗出。一系列神经活性物质的释放促使皮下血管血浆渗出，促炎物质聚积，最终引起腧穴体表皮肤组织的痛敏，出现腧穴敏化。

有学者通过胃内灌注稀盐酸制作急性胃黏膜损伤大鼠模型，采用尾静脉注射伊文蓝（evansblue，EB）后的体表 EB 渗出点来观察体表敏化穴，结果观察到，急性胃黏膜损伤后，胃俞、脾俞等穴处出现 EB 渗出点，渗出点皮肤和皮下组织中肥大细胞呈现聚集，脱颗粒，且 SP 阳性神经纤维表达增多。这一结果证实：敏化腧穴局部神经源性炎性反应相关物质表达增加。

（2）体表痛敏与交感-感觉耦联　慢性痛引起的体表敏化，交感-感觉耦联的作用不可忽视。生理状态下，交感节后神经元和外周感觉传入神经元之间没有功能上的联系，初级感觉神经元对交感神经元的传出兴奋不敏感。然而有研究观察到，在慢性痛状态，节后交感传出与感觉传入之间出现了病理性耦联，交感神经通过发展异常交感功能或者影响传入神经异常活动，加剧了受损的传入神经元的活动，使得之前"寂静"的神经元或纤维被异常激活。在神经病理痛模型大鼠，血管周围去甲肾上腺素能的酪氨酸羟化酶（tyrosine hydroxylase，TH）免疫阳性标记的交感神经轴突末梢芽生（spouting），并侵入背根神经节（dorsal root ganglion，DRG）感觉神经元周围（尤其是大中直径神经元），形成交感-感觉耦联。在慢性躯体痛和内脏痛均观察到 DRG 的交感-感觉耦联现象。

交感-感觉耦联也可能通过轴突反射引起局部血管扩张充血。给予离子导入肾上腺素 α1 受体（α1-adrenoceptor，α1-AR）激动剂也可引起导入处邻近体表皮肤轴突反射性充血，提示 α1-AR 介导的轴突反射性血管扩张可能在神经源性炎性疾病异常的交感-感觉耦联中发挥作用。

2. 腧穴敏化的维持 敏化穴局部炎症物质聚积，微环境改变，穴区感觉神经纤维和促炎物质的相互作用，导致腧穴体表敏化，通常伴随内源性物质激活受体细胞，或损伤局部非神经细胞，或浸润至损伤局部的非神经细胞（包括肥大细胞、嗜碱性细胞、血小板、巨噬细胞、中性粒细胞、内皮细胞等）释放。组织中形成的炎性因子如前列腺素、组胺、5-羟色胺、缓激肽、神经生长因子、趋化因子、细胞因子乃至组织中的酸性代谢产物等，都可导致痛觉的产生，研究者们将其称为"炎症汤"（inflammatory soup）微环境。其信号分子包括神经递质、肽类、相关脂类、神经营养因子、细胞因子和趋化因子，以及细胞外蛋白酶及质子，如 5-HT、组胺、谷氨酸、ATP、腺苷、SP、CGRP、缓激肽、血栓素、白三烯、NGF、TNF-α、IL-1β、IL-6、H^+ 等。内源性致痛物质主要通过激活 DRG 神经元的 G 蛋白耦联受体、配体门控通道及酪氨酸激酶受体，引起伤害性感受器激活或敏感化而发挥致痛作用。

因此可以认为：机体在疾病状态下，体表相关腧穴及其周围区域发生敏化，表现为由神经源性炎性反应和交感-感觉耦联引起炎症物质聚积为主要特征的腧穴局部微环境变化，最后导致腧穴及其周围区域的感觉改变和反应增强，形成敏化穴区。

（二）腧穴敏化的中枢机制

除了外周机制，中枢机制亦参与腧穴敏化的过程。有学者采用芥子油制作大鼠直肠炎模型，观察到模型大鼠 L2 节段脊髓背角广动力型神经元（wide dynamic range neuron，WDR）的"足三里-上巨虚"穴区外周感受野变大，这说明"腧穴"面积已经从正常状态进入病理状态。还有学者在皮下注射或结肠使用芥子油引起大鼠炎性反应后，腹内侧丘脑神经元反应的幅度成倍增加，表现为明显的"过敏现象"，且在内脏经受伤害性刺激后，脊髓 WDR、延髓的背柱核、背侧网状亚核神经元对电针和热灸的激活反应均明显增强。

中枢敏化的结果表现为损伤后自发活动增加，对伤害性刺激反应增加和外周感受野的扩大，神经元激活呈现"wind-up"现象，募集更多的神经元共同对伤害性刺激同步发生爆发性反应，导致损伤后或炎症时向高位中枢"净"传递功能加强。脊髓背角 C-纤维诱发电位长时程增强（long-term potentiation，LTP）可诱导阈值的降低，表明初级传入 C-纤维与脊髓背角投射神经元间突触传递的 LTP 很可能是中枢敏化及神经源性疼痛的基础。LTP 与两种突触敏化有关：同源性突触增强作用（homo-synaptic potentiation）和异源性突触增强作用（hetero-synaptic potentiation）。同源性突触易化是突触自身一种功能依赖性的易化形式，在背角神经元主要表现为神经元活动的"wind-up"现象，对伤害性传入反应的逐渐加强；而异源性突触增强的效应则可能激活邻近的沉默神经元，从而造成这些神经元的外周感受野出现联动敏化反应，其结果是外周感受野扩大。

总之，腧穴敏化就是在外周和中枢机制的参与下，体表腧穴从"沉寂"状态进入"敏化"状态，由神经源性炎性反应和交感-感觉耦联引起腧穴敏化，促使腧穴周围形成敏化穴区，表现为以炎症物质聚积为主要特征的腧穴局部微环境变化，最后导致穴区的感觉改变和反应增强的动态变化过程。

四、腧穴敏化在针灸学科发展中的意义

近二十年来，国外一批建立在规范的临床研究方法基础之上的大样本针灸临床研究成果相继在国际一流学术刊物上发表，这些临床研究肯定了针灸对骨关节炎等软组织病变及某些痛症有一定的治疗作用，并且观察到旁开非腧穴的假针灸也呈现与真针灸大致相同的治疗作用。因此一些学者对腧穴的特异性出了疑问，认为针灸只是一种安慰作用。这些报告对针灸学科的发展带来重大的挑战，直击腧穴的"有""无"，腧穴的特异性受到很大质疑。

腧穴概念的本质是躯体或内脏病变引起的体表敏化（或反应）点。腧穴的大小和功能强弱不是固定不变的，而是随机体功能变化而动态变化的。机体在疾病状态下，体表腧穴及其旁开部位穴区都会出现不同程度的敏化，即形成敏化穴区。因此，旁开的非腧穴可能不是真正的对照，一些以旁开作为对照组的临床研究结论可能有失偏颇。腧穴敏化可能是针灸效应的加速器。躯体和内脏疾病引起的体表敏化穴，一方面启动了机体病变自愈过程的级联反应，激活了机体的本能稳态调节，触发病变的自我愈合和修复过程；另一方面以酸胀痒痛等异常感觉促使和诱导机体主动寻求摩擦，按压等局部刺激，以激发、促进、增强和加快这种自我愈合过程，表现为"小刺激，大反应"的作用特点，促进疾病的恢复。长期以来的临床实践也证明：腧穴敏化点不仅是一种特殊的病理表现，还是针灸治疗的刺激点。无论是古代针刺前的切摸循按，还是现代临床医生寻找阳性反应点（如热敏点、痛敏点等），都是在寻找出现异常变化的腧穴（或部位），从而指导选穴治疗。腧穴敏化在腧穴的演变与形成过程中发挥重要作用，正确认识腧穴敏化在促进针灸学科发展过程中具有重要意义。

第三节　经脉/腧穴-脏腑相关

经脉/腧穴-脏腑相关的理论是最早提出的躯体内脏反射理论，其大体上可以归纳为三个方面：一是经脉/腧穴与相关脏腑在生理功能上有密切关系；二是脏腑病理变化在腧穴上有反应，可以通过这种反应推断出内脏疾病；三是经脉/腧穴上的理化刺激对相应脏腑功能有调节作用，这是针灸治疗疾病的核心。但目前对经脉/腧穴-脏腑相关的生物学内在机制一直未有明确的认识，是当今医学研究未解决的科学难题之一。

　　经脉/腧穴-脏腑相关效应规律表现为经脉/腧穴功能与脏腑效应的特异性，指腧穴与非腧穴之间存在作用差异，不同腧穴之间在功能作用上也存在差异，即某些经（穴）对某脏病或某系统疾病具有明显疗效，具体体现在单穴对单一脏器的影响、一经（穴）调控多脏（一穴多脏）、多经（穴）司控一脏（多穴一脏）以及多经对多脏的交叉调控。目前，国内外的研究主要集中在"一穴多脏"和"多穴一脏"层次上。一经（穴）调控多脏（腑）是指一条经脉在循行路线上与多个脏（腑）、器官密切联系，因此功能上相互影响，可以调控多个脏（腑）、器官的生理功能，治疗多个脏（腑）的各种病证（图2-1）。多经（穴）司控同一脏（腑）是指由于多条经脉在循行路线上与同一脏（腑）密切联系，功能上相互影响，可以调控同一脏（腑）的生理功能，治疗同一脏（腑）的各种病证，但各条经脉对同一脏腑的作用效应有差异（图2-2）。

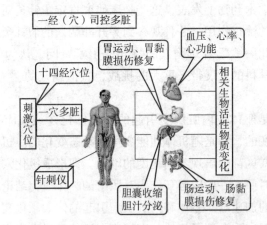

图 2-1　足阳明经调节心、胃、胆、肠功能

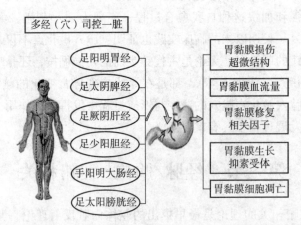

图 2-2　胃经、脾经、肝经、胆经、大肠经及膀胱经对胃的调控

一、经脉/腧穴-脏腑相关现象

（一）脏腑病理变化在经脉循行线上反应的相对特异性

1. 压痛与硬结　《灵枢·九针十二原》曰："五脏有疾也，应出十二原。"表明古人已经认识到，脏腑有疾可在体表一定的部位出现病理反应点。腧穴病理反应可表现为痛觉过敏、皮下结节或条索状阳性反应物以及局部血管扩张等。不同脏腑疾病常在不同腧穴出现病理反应，有比较明显的部位特征，亦常具有循经的特点。例如，心脏病患者可在心经、小肠经循行的相应部位出现痛和麻木感，胃下垂患者常在足三里出现条索状物，十二指肠溃疡患者多在梁丘、不容、脾俞和胃仓等穴出现压痛点或条索状物，肝炎患者多在期门、太冲等穴出现压痛点，呼吸系统疾病患者多在肺俞、中府、太渊等穴出现压痛点和条索状硬块。

刺激内脏器官也可在体表一定的部位出现疼痛反应。一位女性患者做输尿管手术时，医生用电极刺激输尿管近肾端，患者主诉在脐部水平沿直肠边缘的肌肉出现疼痛；而当刺激肾脏时，则在背部脊柱与肋骨联合处出现疼痛。前者与肾经走行的部位相符，而后者则相当于肾俞的部位。

2. 皮肤电学性质变化　自20世纪50年代中期开始，中国学者广泛开展了腧穴电阻研究工作，收获了大量成果。用恒流式皮肤电阻测试仪，以三电极法同时对500名受试者十二经脉腕踝部腧穴进行测试后发现：有心血管系统和神经、意识方面疾患时，心经和心包经电阻有异常变化；呼吸系统疾病时，电阻变化则多见于肺经腧穴；胃溃疡患者，胃经腧穴皮肤电阻变化显著，其次是脾经腧穴。在对健康人与疾病患者肺经、胃经五输穴和经线上非穴点及经线旁开0.5cm对照点测试结果亦表明，五输穴皮肤电阻一般都低于经线上非穴点和旁开对照点，并随病情变化而出现相应变化。在脏腑病变时，出现相关腧穴两侧对称皮肤电阻失衡现象。

3. 牵涉痛　牵涉痛是指当某一内脏器官有病变，患者除感觉患病器官局部不适或疼痛外，尚可在远离该器官的体表某部皮肤或深部组织发生疼痛感觉过敏（图2-3）。有研究探讨心源性牵涉痛区（沿上肢内侧面分布）和心经与心相关的神经科学机制，将三种荧光素（快蓝、碘化丙啶、双苯甲亚胺）分别注入心经、肺经腧穴和心脏，观察C6~T5节段脊神经节中标记细胞的分布，结果发现，左右两侧标记心经腧穴与心脏的双标细胞平均数均高于标记肺经腧穴与心脏的双标细胞，提示C6~T5脊神经节细胞的轴突有分支现象，一支分布于心脏，一支分布于上肢，提示心经、心源性牵涉痛与心脏的联系有相对特异性。这种现象表明体表内脏相关具有一定和经脉脏腑相关的神经形态学基础。

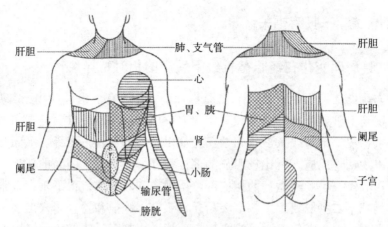

肝胆 —— 肺、支气管 —— 肝胆
—— 心
肝胆 —— 胃、胰 —— 肝胆
肾 —— 阑尾
阑尾 —— 小肠
输尿管 —— 子宫
膀胱

图 2-3 内脏性牵涉痛的投射部位

（二）刺激腧穴对脏腑功能调整作用的相对特异性

1. 腧穴-脏腑功能相关的相对特异性　针刺腧穴对脏腑功能的调节具有相对特异性，也就是说，腧穴的主治具有相对特异性，如心包经、心经腧穴以治疗心脏疾患为主，脾经、胃经腧穴以治疗胃肠疾病为主。

观察针刺胃经足三里穴、非胃经腧穴（臂臑、侠白）以及非经非穴对照点对胃蠕动的影响，结果表明，针刺对胃蠕动的频率、幅度、胃张力和排空时间等均有影响，针刺足三里的效果也确实较非胃经特定穴和非经非穴处更为显著。针刺对正常人和胃病患者的胃电图具有双向调节作用，其中胃经的足三里、梁门和头维，胃经俞募穴胃俞和中脘的作用较胆经阳陵泉更为显著。

针刺大鼠心肌缺血模型"内关"穴可以促进心率变异性恢复，腧穴处肥大细胞抑制可以阻断针刺抑制心交感活动介导的心率调节作用。在心肌缺血家兔的"内关"穴及体表点处注射 H1 受体激动剂可促进心率恢复，其循经效应特异性与肥大细胞脱颗粒密切相关，心包经腧穴处 H1 受体拮抗剂屏蔽可抑制心肌缺血家兔模型心率变化。上述研究初步证实了腧穴循经效应特异性的存在，而且循经效应特异性与针刺机械刺激引起腧穴局部肥大细胞激活，腺苷和组胺释放及继发神经调节机制密切相关。

2. 经脉-脏腑功能相关的相对特异性　不仅腧穴点对脏腑功能的调节存在相对特异性，整条经脉对脏腑功能的调节也存在相对特异性，即经脉-脏腑相关。例如在足阳明经与胃相关的研究中，电针体表相关的经脉（穴）与内脏功能变化的规律，从外周与初级中枢通路（孤束核）、信号传导通路及物质基础三方面进行，结果提示：①针刺足阳明经头面四白、躯干梁门、下肢足三里等 10 个腧穴与经线上 2 个非穴点对胃窦面积、胃幽门压力、胃排空率、pH 值等有一定影响，证实针刺经脉上不同段多个穴、点对相关脏腑的功能有一定调节作用，为经脉与脏腑间的相对联系提供了一定的依据。②针刺体表足阳明经四白、梁门、足三里等穴，其传入冲动到达初级中枢脑干最后区（AP）、孤束核（NTS）等特定结构，激活肽能神经和神经递质；其传出冲动可激活肠神经系统，启动胃肠收缩活动，增强胃黏膜细胞保护作用。③针刺足阳明经（穴）可促进胃黏膜损伤的修复，调节胃黏膜保护物质的释放，提高胃黏膜组织表皮细胞生长因子-α（EGF-α）的含量及胃黏膜细胞 EGFR RNA 和信息物质磷脂酶 Cγ1（PLCγ-1）、蛋白激酶 C（PKC）、细胞外调节蛋白激酶（ERK）磷酸化水平与 c-myc mRNA 的表达。足阳明经（穴）与胃的相对特异性，不仅与脑肠肽的种类有关，还可能与其受体基因表达的差异有关。细胞内信使物质转导过程的差异及胃黏膜细胞蛋白的组学变化等，可能是电针足阳明胃经（穴）对胃黏膜损伤修复产生不同程度影响的内在机制之一，且电针腧穴与非腧穴上述效应存在的差异亦为经脉脏腑相关的相对特异性提供了参考。

二、经脉/腧穴-脏腑相关的生物学基础

经脉/腧穴-脏腑相关的生物学基础，包括经脉/腧穴-脏腑相关的神经节段机制、中枢神经机制、自主神经机制、体液机制等。

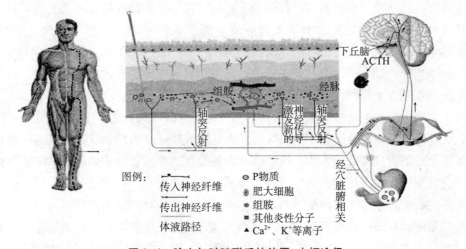

图 2-4　腧穴与脏腑联系的外周-中枢途径

经脉/腧穴与脏腑联系的外周-中枢途径（图 2-4），可能是针刺循经效应信息通过神经轴突反射和某些化学物质在特定的环境中传递。针刺作用于腧穴后，其物理刺激可激活外周神经末梢而形成发生器电位和不同类型编码的神经传入冲动。这种信息可迅速通过神经反射发挥效应，与针灸的即时效应相关；另一方面，腧穴受刺激后局部组织细胞损伤产生的化学物质（包括 K^+、H^+、组胺、P 物质、乙酰胆碱、5-羟色胺和缓激肽、前列腺素等）可引起一系列反应，通过与相应的受体结合，介导外周跨节段的信号传递，这与针灸的后效应相关。这些化学物质释放后可作用于外周轴突末梢，形成刺激，不仅引起感觉神经末梢向中枢的冲动传递，而且可刺激肥大细胞释放组胺，引起血管扩张，血浆外渗，新陈代谢加快；同时，经轴突反射在轴突分支末梢释放 P 物质，诱发邻近的肥大细胞释放组胺等化学介质，这些化学介质在组织中扩散一定距离后作用于下一个神经末梢，引起新的神经兴奋，形成新的轴突反射和化学物质的释放与扩散。循经的

信号不断传入中枢形成循经感传，化学介质对外周组织的作用，如扩张血管、使血浆渗出，形成其外周效应。这些理论在一定程度上加深了腧穴脏腑相关的认识，但经络是具有物质、能量和信息转导与传输功能的复杂系统，除了要重视对其物质基础结构的研究，对经络能量传输、经络信息传导的具体机制也需要进一步阐明。

近来有学者提出，针刺腧穴对脏腑功能的"双向调节"效应就是以腧穴的"单元""集元"特征划分而体现出来的。体表穴区与相同节段神经支配的内脏器官在交感神经控制下组成一个相对紧密联系的结构-功能性单元（体节）。围绕这种结构-功能性单元的异节段神经支配区域腧穴形成一个可能通过副交感神经通路发挥相悖效应的功能性集元；功能性单元腧穴发挥相对特异性效应，功能性集元腧穴发挥与之相悖的广谱效应。单元腧穴和集元腧穴共同构建躯体传入信息调整和平衡内脏功能的稳态系统。副交感神经活动偏亢的病症主要取单元腧穴，交感神经活动偏亢的病症主要取集元腧穴。例如针灸对胃肠功能的调节，腹部与胃肠道神经支配同节段的腧穴属于功能性单元腧穴，它在交感神经参与下发挥对胃肠运动功能的抑制作用，治疗胃痛、胃炎、胆囊炎、胆石症、腹泻等可以选择这些节段的腧穴；其他节段的腧穴都属于功能性集元腧穴，它们在副交感神经（特别是迷走神经）参与下发挥促进胃肠功能的作用，胃运动弛缓、胃轻瘫、功能性消化不良等疾病主要选择集元腧穴。

经脉/腧穴-脏腑相关及其机制的研究，为临床针灸有效治疗内脏疾病提供了科学证据，其研究意义在于针刺体表腧穴的物理刺激可激发机体内部内在的抗病潜能，激活或调节从外周到中枢各个环节，从神经-内分泌-免疫网络，从器官、系统到细胞、受体、细胞核、基因、蛋白质分子等不同层次上，纠正病理紊乱从而缓解或治愈疾病，进而揭示人体生命活动自身调节的本质、规律和巨大的潜在能力。这对于揭示西医学躯体内脏反射、内脏躯体反射理论的机制，提供了大量的科学依据。

但是，目前关于腧穴对内脏活动调整作用的研究中还存在诸多问题。第一，如何从西医学的角度解释同神经节段腧穴或相邻仅数毫米/厘米的非腧穴点针刺效应的显著差异。随着"腧穴活动论"的提出，应加强对腧穴、非腧穴区神经末梢（感受器）、纤维、神经干、血管等的分布差异的研究，同时加强对内脏疾病在体表反应点、压痛点、触发点或牵涉区的规律性、出现率的系统研究，加大对疾病状态下针刺阳性反应点（阿是穴）所产生效应机制的系统研究。第二，神经-内分泌-免疫网络是机体调节密切相关、不可分割的组成部分，有必要从免疫网络的角度，进一步加强腧穴脏腑相关机制研究的深度和系统性。第三，目前从基因组学、蛋白组学、代谢组学入手的研究所得到的资料对于说明腧穴作用的特异性还有待进一步验证。对于已知的特定基因、蛋白质参与腧穴脏腑相关的研究工作还需进一步加强，特别是对细胞内大量的基因和蛋白分子信号转导通路在腧穴脏腑相关联系中的作用和相互联系规律，还需要利用系统生物学的技术和方法做大量的相关分析研究。第四，脑科学研究是当前国际科技前沿的热点领域。美国国立卫生研究院（NIH）在 2016—2021 年投入 2.38 亿美元启动一项名为"SPARC（stimulating peripheral activity to relieve conditions）"的项目，旨在资助"刺激周围神经治疗疾病"的研究。SPARC 是针刺疗法启示下的"类针刺"，因而引起广泛关注。

SPARC 2016 年所资助的 31 项研究，主要与心、肺、胃、脾、大肠、小肠、膀胱、胰脏等器官相关。这种神经刺激与针灸刺激人体体表治疗疾病的原理极为相似，所治疗的适应证与针灸的优势病种有重合。针灸在脑科学研究和脑疾病诊治方面具有独特的优势，值得进一步深入探索。

第四节　腧穴-神经节段相关

一、神经节段

人和脊椎动物在胚胎发育的早期，体躯部分的胚胎性组织沿着脊柱中线的两侧，呈现明显的节段性分化。连于脊柱而分布于体躯的脊神经共有 31 对，从上而下排列整齐，呈现分节的现象，为神经节段（nervous segments）。体躯各节段的皮肤感觉和肌肉运动的调节，均有一定神经节段分支的分布。脊髓节段所发出的传出神经纤维，经过前根到达相应的肌节、皮节和内脏器官，以支配运动（分泌）；同样，皮节和内脏的感觉信息则由其传入神经纤维相应的后根传入同序列的脊髓节段。虽然随着胚胎生长分化，体节各部发生很大移位，肌节和皮节的节段性变得难以辨认，有些器官已转移至他处形成异形体节，但不管肢节如何伸长、皮节和肌节如何变位或转移、内脏演化成其他形态、支配它们的神经怎样重新排列组合，神经系统与体躯（包括肌肉及皮肤）和内脏之间仍保持着原始的节段性关系。如由颈部肌节发生的膈肌，虽已转移至胸腔、腹腔之间，但支配膈肌的膈神经仍起于 C4 节段；又如睾丸发生于 T10 节段，胚胎时期存在于腹腔内，后虽然已转入阴囊，但支配它的神经仍来自 T10 节段。体表和内脏之间这种固定的神经节段联系对解释腧穴分布和主治有着非常重要的意义。

内脏与体表的初级传入纤维在脊髓的一定节段能够发生会聚，应用现代生物技术对内脏和体表的传入神经纤维分别进行标记，证明了二者之间的神经节段联系。1979 年 Kuypers 等将荧光素碘化丙啶（propidum，PI）和双苯甲亚胺（bisbenzimide，Bb）用于神经元进行荧光双标记获得成功，为研究神经元周围突分支提供了一种更明确、直观的形态学方法。1980 年初，Kuypers 等采用荧光双标技术将真蓝（true blue，TB）和 Bb 分别注入左右侧丘脑前部，在乳头体核发现被两种荧光染料双标记的神经细胞，证明在中枢神经系统内有轴突分支的存在。另有学者用双苯酰亚胺分别标记心神经和第 2 肋间神经，观察到在同侧脊神经节（DRG）内有双标细胞，意味着心神经和肋间神经可以会聚于一个神经元内，即一些脊神经节细胞的周围突存在分叉，一支投射至内脏，另一支则投射至躯体。脊神经节、后根节、交感神经节前神经元存在双标记细胞或神经元放电，不仅使牵涉痛的机制得到进一步解释，而且证明针刺对内脏功能的调节可在低级中枢（脊髓）进行，针刺腧穴（或外周神经）的刺激可通过分支的传入轴突影响内脏的感觉和功能。

二、腧穴分布与神经节段

腧穴的分布与神经节段支配关系密切，躯干上的腧穴有明显的神经节段性。分布于躯干腹、背侧的经脉有任脉、足少阴肾经、足阳明胃经、足太阴脾经、足厥阴肝经、足少阳胆经、足太阳膀胱经和督脉等8条经脉。躯干部腹侧和背侧的神经分布形式呈原始节段状态，彼此距离相等，排列匀称；而躯干部腧穴的分布也是距离均等，排列匀称，与神经分布极其吻合。

1. 任脉腧穴位于腹正中线上，恰是两侧胸神经前皮支末端的交界处，腧穴的排列与胸神经前皮支分布相吻合（图2-5）。

2. 足少阴肾经、足阳明胃经、足太阴脾经在腹部的腧穴平行排列于腹正中线两旁的皮神经前皮支附近。腹部皮神经前皮支的外侧支较短，而在腹部此三经的腧穴排列也距正中线较近，待到达胸部时，随胸廓扩大，胸神经的外侧支变长，而此三经的腧穴排列也随之向外侧转移，与腹部比较，远离正中线（图2-5）。

3. 背侧督脉和膀胱经的腧穴位于背部后正中线及两旁，腧穴排列与腹侧相似，与胸神经后支分布完全吻合。

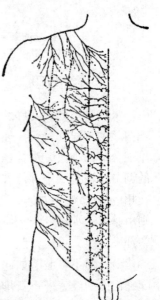

图 2-5　躯干部腧穴与神经

三、腧穴主治与神经节段

腧穴的主治同神经节段联系密切，在相同脊髓节段，即使不同经脉腧穴，可以调节属于同一神经节段范围内相关脏器的生理或病理变化，四肢远侧的腧穴也基本符合这一规律。临床上突破传统的循经取穴原则，根据病证的部位，按神经节段取穴得到良好的疗效，提供了一定的理论依据。将颈、上胸部、下胸部，与腰骶部任脉、督脉、胃经、膀胱经、肾经和脾经的躯干段各腧穴的功能主治与神经节段关系进行比较发现，其主治病证有非常明显的神经节段特性。四肢部及头面部的腧穴功能主治也与神经节段相关。

（一）躯干部腧穴的功能主治有明显的神经节段性

人体躯干部位腧穴所属神经节段与其主治内脏器官所属神经节段具有明显的一致性。有人采用辣根过氧化物酶（horseradish peroxidase，HRP）标记方法，发现来自躯干部腧穴的传入神经在脊髓部分布的节段与其主治内脏传入神经在脊髓分布节段有重叠或交会。躯干部腧穴功能主治的神经节段特性表现为"分段"性特点：同一条经脉的腧穴，由于所处神经节段不同，可有不同的主治，表现为"同经异治"；虽属不同经脉，但其腧穴如在同一神经节段上，则其主治病证大体相同，表现为"异经同治"。如在T6以上神经节段支配区的腧穴中，主治病证有"咳嗽"者占79%，有"气喘"者占72%，有"胸满"者占51%；在T7~12神经节段支配区的腧穴中，主治病证有"腹痛""腹胀"者均占69%，有"泄泻"者占65%；而在腰以下神经节段支配范围的腧穴，主治病证以"小便不利""带下""疝气"最多，这就明显表现出"异经同治"现象。

在 11 个脏腑 22 个俞、募穴（三焦经未统计）中，21 个俞、募穴位于所属脏腑神经节段分布范围之内，或邻近节段上下不超过 2 个脊神经节段（表 2-1）。说明俞、募穴与各脏腑之间存在着密切联系，也为俞募配穴提供了神经解剖学依据。

表 2-1 脏腑及其俞穴、募穴的神经节段

器官	器官神经节段	俞穴神经节段	募穴神经节段
肺	T1～T5	肺俞 T3	中府 T3
心	T1～T5	心俞 T5	巨阙 T5
肝	T6～T9	肝俞 T9	期门 T8
脾	T6～T10	脾俞 T11	章门 T10
肾	T11～T12	肾俞 L1	京门 T11
胆	T6～T10	胆俞 T10	日月 T7～T8
胃	T6～T10	胃俞 T12	中脘 T7
大肠	T11～T12	大肠俞 L3	天枢 T10
小肠	T9～T11	小肠俞 S1	关元 T12
三焦	—	三焦俞 T10～L1	石门 T11
膀胱	T11～T12，S2～S4	膀胱俞 S1～S2	中极 T10～T11

（二）四肢部的腧穴主治与神经节段相关

与躯干部腧穴主治的神经节段性特征比较，四肢腧穴主治病证有不同的特征。因为四肢的神经节段是原始的体节沿肢体长轴纵向延长，每一条经线位于 1～2 个神经节段上，如上肢桡侧是肺经（C5～C6），尺侧是心经（T1），中间为心包经（C7～C8），因而四肢部每条经各腧穴主治基本相同。以手少阴心经为例，本经走行于前臂内侧，上达腋窝前缘，从神经节段支配角度看，该经线位置正是胸髓上部节段区（T1～T3）；支配上肢内侧的躯体感觉神经进入上部胸髓节段后角，而支配心脏的交感神经初级中枢也在上部胸髓节段（T1～T5），两者在上部胸髓节段后角内发生会聚。因此心经各腧穴主治病证都与心脏疾患有关，针刺心经各穴（心包经的内关、间使等穴也是邻近这个节段）可以通过上部胸髓节段区而影响心脏功能，以实现低位中枢相关调节作用。经与经之间主治有所差别，如肺经主治呼吸系统疾病，包括气管及肺部病证，而心经和心包经则主治心脏疾患。四肢经脉腧穴与主治病证这一"纵向"沿经分布特征，为"循经取穴"及"宁失其穴，勿失其经"的原则，提供了神经科学依据。

有学者应用辣根过氧化物酶（HRP）法对来自四肢部的腧穴和相关内脏在脊髓神经节段交会和重叠对多组内脏和相关腧穴进行了神经追踪标记，如胃和"足三里"穴，心脏和"内关""间使""神门""少海"穴。神经解剖结果发现，各穴区与相应内脏的初级传入神经在脊髓有若干个神经节段中发生交会与重叠，即在交会脊髓节段的后根节内出现来自穴区与相关内脏注入的标记物质所标记的神经细胞，具体表现：胃和"足三里"穴在 T10～L4，心脏和"内关""间使""神门""少海"穴在 C8～T2（表 2-2）。

表 2-2　内脏及体表腧穴传入在脊髓会聚及重叠

内脏器官	方法	标记节段	密集部位	腧穴	标记节段	密集部位	会聚重叠节段	重叠节段数
胃	HRP	C4~C8	T5~T12	足三里	T10~T12	L4~S2	T10~L4	7
		T1~T12			L1~L4			
		L1~L4			S1~S2			
心脏	HRP	C8~T10		内关	C6~C8		C8~T1	2
					T1	C8		
				间使	C6~C8	C7	C8~T1	2
					T1	T1		
				神门	C6~C8		C8~T2	3
					T1~T2			
				少海	C6~C8		C8~T2	3
					T1~T2			

总之，各腧穴的主治病证中，"与经络循行有关的病证"和"与近神经节段支配范围有关的病证"大部分相同，即腧穴主治与经络循行的相关性和腧穴主治与神经节段性分布的相关性之间存在一定的交叉现象。

第五节　腧穴全息理论

源远流长的中医学从诞生起，在阴阳、五行等学说的影响下，"天人相应""取类比象""司外揣内"及"整体观念"等即为其核心理论，一直重视人体与自然界及其自身各部分相互的对应关系。古希腊"医学之父"希波克拉底也曾提出："人体作为一个整体所蕴含的信息，也会相对应地全部储存于自身机体最小的局部中，整体包含局部，局部也同样包罗整体信息，并且这些局部之间也有着关联性，能够相互传递信息与变化。"在中、西方此类蕴含全息思想的各种理论启发下，经过长期观察与实践，以第2掌骨侧全息腧穴为发端，以耳针、头针等为代表，近现代以来，中外医学家发展出了众多特色鲜明的全息腧穴体系，临床疗效值得肯定。针灸和全息理论的交融展现出奇妙的图景，开拓出新的研究领域，具有重要的理论意义和临床价值。

一、全息理论

全息理论是研究事物间全息关系的特性和规律的学说。全息理论核心思想和主要观点认为，宇宙是一个各部分之间全息关联的统一整体。在宇宙整体中，各子系统与系统、系统与宇宙之间全息对应，凡相互对应的部位较之非相互对应的部位，在物质、结构、能量、信息、精神与功能等宇宙要素上相似程度较大。在此基础上，相继出现了一系列全息分支学科。

（一）全息学

"全息"（Holography）源于希腊语 hobos（完全）和 grammar（完全信息），指一事物包含另一事物的全部信息，或事物的局部包含该事物整体全部信息的现象。"全息"最早用于描述激光照片，19 世纪 40 年代，英籍匈牙利科学家 D. Gaber 提出并证实了全息照相原理，该技术照出的照片撕裂成的每个碎片都是原来整体的缩影，包含了整个物像的全部信息，D. Gaber 因此获得 1971 年诺贝尔物理学奖。此后，逐渐形成了一门研究"部分"与"整体"的科学——全息学。该学说主要研究事物之间的关系，将客观世界转化为一系列不同水平等级、不同复杂程度、相互交错的系统结构。每个系统又包含着各种内容相关、不同层次的子系统，即全息元；各子系统同时通过各种相关关系反映不同等级的母系统，展现着母系统。

（二）全息生物学

全息生物学是研究全息胚生命现象的科学，是研究生物体部分与部分，部分与整体，宏观、中间、微观层次之间，在生物学特性上全息相关的规律及其应用的学科。它以全息学说为理论基础，以生物全息现象、生物全息规律及其应用为研究对象，是生物学的一个重要分支。一般认为，全息生物学是由我国张颖清教授创立的，他发现生物体从体细胞到整体之间普遍存在多重中间结构层次及其潜在的全能特性，并对其生物学机制进行了探索，建立了一种新的生物体统一结构和功能单位——全息胚，开创了一门全新的前沿交叉学科——全息生物学。

全息生物学认为，每一个机体包括成体都是由若干全息胚组成的。任何一个全息胚都是机体的一个独立的功能和结构单位。在每个全息胚内部存在着机体各种器官或部位的对应点，或者全息胚上可以勾画出机体各器官或部位的定位图谱，犹如整体的缩影。全息胚在结构和功能上与其周围的部分有相对明确的边界，其内部保持相对完整，具有发育性、滞育性、生长性、发育重演性、遗传性及变异性等性质。全息胚学说揭示了生物体不同层次之间、部分与部分之间、部分与整体之间的统一性；对生物进化的途径、发育和分化、获得性遗传、遗传势、交叉免疫、经络、肿瘤等重要问题，以及许多看似并无关联的生物学现象和生物体形态的形成机理，尝试从新的角度做出统一的理论解释。全息生物学已涉及植物学、动物学、中医学、农学、园艺学、生理学、遗传学、组织胚胎学、细胞学、生物进化论、生物化学等多个领域。

（三）全息医学与中医全息医学

全息医学是融会东、西方医学及相关科学理论的新兴医学体系，它从新的角度研究生命个体和群体疾病的发生、发展和转化的规律。其主要特点：①多学科交叉融合；②符合时代要求；③提高诊断和疗效。而中医全息医学作为一门新兴学科，是在中医学理论体系指导下，结合生物全息论和现代科学技术的一种疾病诊断、治疗方法，以全息学、全息生物学和中医传统理论为基础。它不但融入了千百年实践总结的诊疗方法，而且引入了现代新兴的技术，可将针刺、药物与预防保健有机结合起来，多种方法综合应用，相互作用，相互促进，各尽其能，充分体现了中医学古老和年轻的两重性。所谓"望而知之谓之神"，中医全息医学主要研究体表比较容易观察和施治的全息区，以提高诊断的正确率和疗效，不是单一的神经反射作用和经络作用，而是一种多元整合系统疗法，符合当今医学发展趋势。

综上，从全息学—全息生物学—全息医学—中医全息医学可以看出，全息理论与中医理论体系殊途同归，重视事物之间，特别是机体的整体与整体、整体与部分、部分与部分之间的联系。尤其是中医针灸学，作为中医外治法的代表，以机体的特殊部位（主要指腧穴）为施术点，与全息理论密不可分。

二、针灸全息理论的临床应用

针灸全息理论在临床上应用从简单到复杂，从个别到一般，已经有众多的研究成果。按照人体部位，从上到下，包括以下主要全息腧穴的应用。

1. 头部全息腧穴，主要指头针（焦氏、方氏等）；

2. 面部全息腧穴；

3. 眼全息腧穴，主要指虹膜全息腧穴、巩膜全息腧穴和彭氏眼针全息腧穴等；

4. 鼻全息腧穴；

5. 口腔、人中全息腧穴；

6. 舌全息腧穴；

7. 耳全息腧穴；

8. 颈项全息腧穴；

9. 胸全息腧穴；

10. 脊背全息腧穴；

11. 背全息腧穴；

12. 腹全息腧穴；

13. 脐全息腧穴；

14. 手全息腧穴，包括第 2 掌骨侧全息腧穴（张颖清）和方氏手象针腧穴等；

15. 腕、踝全息腧穴；

16. 尺肤、节肢全息腧穴；

17. 足全息腧穴；

18. 小儿推拿全息穴点。

下面主要简介临床常用、有代表性的第 2 掌骨侧全息腧穴（张氏）、头针（包括焦氏、方氏等）、眼针（彭氏）、耳针体系。

（一）第 2 掌骨侧腧穴

第 2 掌骨侧腧穴依照人体在这一肢节上的投影来定位，即每一腧穴都与身体的某个部位或器官相对应，而且这些腧穴在第 2 掌骨的排列与人体的器官组织相同。按全息律，第 2 掌骨侧腧穴群的分布特点：第 2 掌骨近心端是足穴，远心端为头穴；胃穴在头穴与足穴连线的中点；肺心穴在胃穴与头穴连线的中点；肺心穴与头穴间分三等份，上 1/3 处为颈穴，2/3 处为上肢穴；肝穴在肺心穴与胃穴连线的中点；胃穴与足穴之间由 5 个点等分为 6 份，这五个点从由胃穴至足穴依次是十二指肠穴、肾穴、腰穴、下腹穴、腿穴。

（二）头针

头针是一种利用针刺及其他物理方法刺激头部的穴点、线、区以治疗疾病的方法，其中也蕴含了全息理论。20 世纪 70 年代以来，相继有多种头针方法应用于临床，主要有焦氏头针、方氏头针等。焦氏受脏腑体表投影之"募穴"启发，1971 年探索出以大脑皮质功能定位投影于头皮的头针系统。焦氏头针包括 14 个穴区：运动区、感觉区、舞蹈震颤控制区、晕听区、言语二区、言语三区、运用区、足运感区、视区、平衡区、胃区、胸腔区、生殖区、血管舒缩区。而方氏头针主要由 4 个中枢刺激区（伏象、伏脏、倒象、倒脏）和 11 个皮层功能刺激穴（思维、记忆、说话、书写、运平、信号、听觉、嗅觉、视觉、平衡、呼循）所组成。其 4 个中枢刺激区具有全息性，如伏象区分布着许多与全身各部位相应的刺激点，这些刺激点则形成一个伏着的人体缩影，其形状恰如四肢张开之人体缩影，位于冠状缝、矢状缝和人字缝之间。国标头针主要源于焦氏头针，结合了经络腧穴理论，按照分区定经、经上选穴、腧穴透刺的原则制定，1984 年 5 月由 WHO 西太区东京会议通过，2008 年被采纳为我国国家标准《针灸技术操作规范（第 2 部分）：头针》（GB/T 21709.2—2008）。国标头针包括 14 条穴线：额中线、额旁 1 线、额旁 2 线、额旁 3 线、顶中线、顶颞前斜线、顶颞后斜线、顶旁 1 线、顶旁 2 线、颞前线、颞后线、枕上正中线、枕上旁线、枕下旁线（图 2-6）。

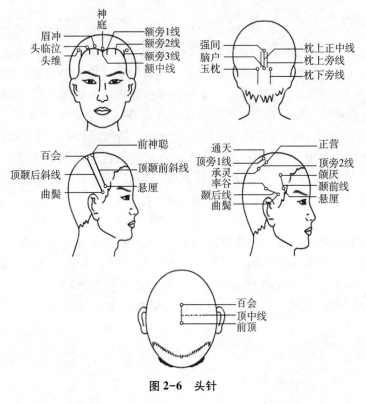

图 2-6 头针

(三) 眼针

眼针是根据眼球结膜上血管的形色变化，判定疾病的性质与部位，再辨证针刺眼周特定区穴，以治疗全身疾病的方法，分为观眼识病（证）和眼针疗法两部分。其中影响较大的是名老中医彭静山先生于 20 世纪 70 年代创立的彭氏眼针，其理论核心为"五轮八廓"。治疗某个病证时，从相关的全息部位和腧穴信息入手，辨证组配，灵活应用。定位分区：①八线：南北水平线、东西垂直线、四象限平分线（分出八区）、八区平分线；②八区：乾区（肺、大肠区）、坎区（肾、膀胱）、艮区（上焦）、震区（肝胆区）、巽区（中焦区）、离区（心、小肠区）、坤区（脾胃区）、兑区（下焦区）。（图 2-7）

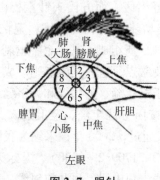

图 2-7 眼针

(四) 耳针

耳针疗法是应用耳部某些特定区域进行诊断和治疗疾病的方法。该法起源于中国，中医认为耳与五脏均有联系，其密切程度，肾为首，心次之。如《厘正按摩要术》曰："耳珠属肾，耳轮属脾，耳上轮属心，耳皮肉属肺，耳背玉楼属肝。"但耳针真正获得巨大进展，并形成一门较为完善的疗法，则是在近现代。其中法国 P. Nogier 博士在 20 世纪 50 年代中期发表的耳穴图有重要的促进作用，其耳穴与中国耳穴在肌肉骨骼和感觉系统、内脏和内分泌系统、神经系统及全身功能性疾病的腧穴配置上都有很大差异，但显示了耳部穴区的"立体"关系。目前为止，已发现的耳穴有数百个之多，经过临床反复筛选验证，世界各国公认的为 91 个，常用 40 个。耳穴的分布，特别是在耳郭前面，有一定的规律性，就像一个头部朝下、臀部朝上的胎儿。与头面部相应的耳穴，分布在耳屏和耳垂；与上肢相应的耳穴，分布在耳舟；与躯干相应的耳穴，分布在对耳轮；与下肢及臀部相应的耳穴，分布在对耳轮上、下脚；与盆腔相应的耳穴，分布在三角窝；与消化道相应的耳穴，分布在耳轮脚周围；与腹腔相应的耳穴，分布在耳甲艇；与胸腔相应的耳穴，分布在耳甲腔；与鼻咽部相应的耳穴，分布在耳屏等。

三、腧穴全息理论的临床意义

（一）腧穴全息理论与中医理论契合

中医理论包含深厚的全息思想，可追溯到《内经》《难经》等，其特色之一的"天人合一"——整体观念就是代表。中医理论整体观认为，人的生理及病理活动乃至自然宇宙为一个完整不可分的整体，阴阳、五行、藏象、经络等都渗透全息理论，即人体全息和人体—宇宙之间的全息性联系。前者揭示了人体局部与整体的内在联系规律，后者揭示了人体与宇宙自然界的同构性和同步性联系规律。中医全息理论提出的目的在于从宇宙大环境和社会大环境中认识和研究人体的各种生命现象、人体的发病机制与防治方法，从而为未来医学提供新的模式和发展方向。

腧穴全息理论是中医理论和现代科学及医学理论相结合的产物，是整体观念与全息理论的深化，与现代科学和中医理论相契合。中医认为整体的联系是通过"内属于腑脏，外络于肢节"的经络来实现的。这种联系可归结为两个方面：一方面是整体统率局部，即人体是一个高度统一的有机整体，任何一个局部都是整体的一个有机组成部分，任何一个局部的病变，都是整体生理功能失调的反映；另一方面是局部反映整体，整体的功能状态可在不同程度上通过经络系统转输到局部，使每一个局部都能体现整体。但全息论和一般所说的整体观也有不同，整体观是全面地看问题，如四诊合参；而全息论虽然也立足于整体来观察事物，但把整体和局部联系起来，不但从整体探讨局部，而且还可从局部探讨整体，影响整体，甚至从一个局部探讨和影响另一个局部。整体观指导下，要重视局部的研究；同时，局部研究的深入，才可更深刻地了解整体。分析和综合不可偏废，才符合现代科学发展的总趋势。中医学认为，人体全身的脏腑功能可在局部通过病理生理变化表现出来，如目、耳、鼻、舌、口等头面器官在功能和结构上都是相对独立的一部分，但与五脏相对应就可推知内在对应脏腑的盛衰，可应用相关部位全息腧穴体系诊疗，即针灸全息理论将部分和整体关系与中医整体观完美融合。

（二）腧穴全息理论临床应用优势

首先，在望诊和切（按）诊方面，在中医理论体系中，全息理论逐渐被认知和推广，特别是中医望诊中的应用。中医临床诊察疾病，理论根据主要是"有诸内者，必形诸外"，故《灵枢·本脏》曰："视其外应，以知其内脏，则知所病矣。"其次，确定了全息部位后，可以"视其外应"或"以痛为输"来诊察疾病。如耳针可"视其外应"、第2掌骨侧诊疗法可"以痛为输"查疾，有全面、准确、迅速之优点。再次，在定穴、取穴方面，按照全息部位的整体分属情况，可以准确地定穴、有效取穴。这种取穴只在全息部位，有异于传统针灸的配穴，如上下相配、左右同取等。最后，在提高针刺感应和效果方面，针刺全息部位，取穴少、针感强、疗效明显。人体是一个复制反馈系统，当在其全息部位从比较少的方向输入强信息时，就可以调动整个机体并对此做出一定的反应，针灸在其中显示了其独特的双向良性调节作用。全面掌握腧穴全息理论的诊断方法，对于疾病的早期预测、防治具有重要的临床意义；在诊疗过程中掌握特定的腧穴，可有效提高治疗效果，对医学的发展具有极高的实用价值。

（三）腧穴全息与"治未病"

中医学强调"不治已病治未病"。众所周知，在完全正常的健康人和病人之间，还存在亚健康状态：一部分是处于疾病的前期（病前状态），或存在着隐匿性病变（潜病状态）；一部分患者愈后一些症状残留下来（病后状态），还有"无证可辨"的"未病状态"。通过全息诊断和治疗，这些状态都可得到明显改善。全息诊疗通过对局部信息的采集，了解局部细微变化，审视脏腑功能变化，推知个体健康状况，预防可能发生的疾病，符合"治未病"理念。随着全球疾病谱的变化，亚健康状态日益受到医学界重视，我国大力推进"治未病"工程，相关研究越来越深入，干预方法也形式多样，如针灸、推拿、食疗、腧穴敷贴、膏方等。绿色疗法——针灸全息诊疗的发展，可能进一步拓展传统腧穴、经络的理论和应用，使原有的方法更简便、易操作，利于社会推广。

中医学从理论到临床，均可见全息思维方式和全息方法的运用，从四诊到腧穴系统，从经络到气的概念，乃至中医的空间、时间医学，现代发展起来的耳针、头针、舌针、腹针、手针、足针等，都可以看作是腧穴全息理论的自发运用。因此，中医学，特别是针灸学，与全息理论的结合具有重要的理论及实践意义。首先，中医腧穴全息理论使原来处于离散状态的中医针灸诊疗思想与技术逐步走向统一，并为广泛吸收国外传统医学的全息诊疗经验和西医对人体全息现象的认识提供了基本的框架。其次，腧穴全息理论使人们可自觉地从全息认知模式出发，对实践中总结的各种针灸全息诊疗经验进行理论概括。

总之，腧穴全息理论源于传统理论，又结合了西医学理论，可以解释旧的理论体系中无法解释的一些问题，可更好地治疗某些仍然没有找到理想治疗方案的疾病，有简单、方便、用途广、疗效好的特点。虽然腧穴全息理论研究和应用目前有一定的局限性，但相关研究不应停滞不前，可通过实践进一步探索和完善，更好地实现其应有的临床应用价值。腧穴全息理论的提出与发展，将为人们提供一种崭新的认知模式，从而促进医学思想与方法的进一步变革与发展，为人类医学开辟一个广阔的新领域。

第三章　现代针灸技术 ▷▷▷▷

第一节　针刀疗法

一、概念

针刀集合了针灸针和手术刀两者的特点，是刺入人体组织后完成切开、牵拉及机械刺激等一系列治疗操作的器械。针刀疗法是应用针刀以治疗疾病的方法和技术。针刀疗法是在古代"九针"基础上发展而成的，具有针刺和局部微创手术的双重治疗作用。

二、操作要点

针刀器械是针刀治疗所依赖的主要工具，最初的针刀器械由注射针头发展而来，经过朱汉章教授以及广大医学工作者的共同努力，形成了多种不同类型、不同材质、不同用途，甚至不同流派的针刀器械（图3-1）。

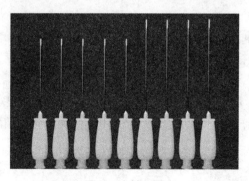

图 3-1　针刀图

针刀疗法的本质是经皮微创软组织松解术，传统针灸学具有这种治疗作用，但是随着近现代针具和刺法的不断演变，传统针灸学当中的软组织松解技术逐渐淡出了人们的视野。针刀疗法的兴起在客观上使这一传统针灸学中的技术重新为人所知。

古代针具以钝性松解为主，效果较弱且痛苦较大。针刀前端的平刃具有较强的锐性松解作用，且比传统针具针对性更强。另外，古代针灸学没有系统的解剖学指导，松解效果在一定程度上又与组织创伤成正比。因此，在古代做软组织松解术有较高的盲目性和风险性，而现代的针刀治疗有丰富的解剖学知识指导，安全性和有效性均有所提高。所以说针刀医学也是对传统针灸学的创新。

（一）操作要领

1. 定点 即定进针点，在进针部位用定点笔做一个记号。定点需要基于对病因病理的精确诊断，以及对进针部位解剖结构立体、微观的掌握。定点的正确与否，直接关系到治疗效果。

2. 定向 使刀口线和重要血管、神经及肌肉纤维走向平行，将刀口压在进针点上。

3. 加压分离 在完成第 2 步后，右手拇指、食指捏住针柄，其余三指托住针体，稍加压力不刺破皮肤，使进针点处形成一个长形凹陷，刀口线和重要血管神经以及肌肉纤维走向平行。

定向和加压分离的目的在于有效地避开重要神经、血管和脏腑，尽量确保手术成功。

4. 刺入 右手稍用力下压，针刀即可穿透皮肤，刺入相应部位，再根据需要施行的相应手法进行治疗。刺入时，以右手拇指和食指捏住针刀柄，其余三指做支撑，压在进针点附近的皮肤上，防止针刀刺入过深而损伤深部重要神经、血管和脏器，或超过病灶而损伤健康组织。

（二）注意事项

1. 准确选择适应证，严格掌握禁忌证 按照针刀的适应证、禁忌证，对每一个患者、每一个疾病的不同情况（个体和疾病的不同阶段）精准选择。这是取得较好疗效、避免失误的根本。

2. 熟练掌握解剖知识 熟练掌握针刀施术处的解剖特点、动态改变，主要血管、神经的体表投影，体表标志和体内标志。在胸背部、锁骨上治疗，避免刺入胸膜腔；在颈部、腰部及四肢治疗，注意不要损伤大血管、神经干和内脏器官。

3. 严格无菌操作 虽然针刀的创面较小，但是一旦感染很难处理，一则施术部位深，二则创面内部可能是关节腔。因此，所有用具必须达到灭菌的要求。严格消毒，操作要符合无菌规范。

4. 防止晕厥 临床上晕厥并不少见，其表现与针灸、注射等发生的晕厥现象无明显区别。对此，在术前应做好患者思想工作。体弱、饮食睡眠不佳、过度疲劳、情绪不稳定的患者应推迟针刀治疗。患者最适宜的体位应该是卧位，可避免晕倒时引起不必要的撞击外伤。

5. 防止断针 在针刀操作前，应仔细检查针刀直不直，针柄有无松动，刀刃是否锋利，有无卷刃。在针刀操作时，要用柔和的力做各种剥离，而不是强硬剥离。当针刀折断时，首先要判断针刀断于何处，距皮面的距离有多少，能否试着压迫皮肤，使断在皮内的针刀体露出皮外，然后用止血钳钳住拔出。如距皮面距离较深，需先做放射线透视定位，外科切开取出。

6. 预防术后粘连　患者的生活习惯、走路姿势、工作姿势等可能导致症状复发；手术解除了局部粘连，但术后创面可能因缺乏局部运动造成粘连；或局部再次遭受风、寒、湿邪侵袭而诱发。因此，生活起居尤当特别注意。

三、临床应用

针刀技术出现以后，弥补了在治疗运动系统慢性损伤方面保守疗法和手术疗法之间的空白，也为运动系统慢性损伤的治疗带来了一种新的选择。

针刀疗法有特定的适用范围，优势病种相对集中，主要为肌肉骨骼和结缔组织疾病。截至 2016 年，涉及疾病 280 余种，排序前 12 的疾病依次是颈椎病、膝骨关节炎、腰椎间盘突出症、腱鞘炎、肩周炎、第 3 腰椎横突综合征、足跟痛症、肱骨外上髁炎、颈源性疾病、神经卡压综合征、筋膜炎。

针刀医学是一门新兴学科，人们对其适应证和优势病种的认识尚不统一，对其适应证的夸大和缩小同时存在。但不难发现，针刀疗法的适应证和优势病种还有很大拓展潜力，将随着研究的深入而不断改变。

第二节　热敏灸疗法

一、概念

热敏灸疗法又称腧穴热敏化艾灸疗法，以腧穴热敏化理论为指导，选择热敏腧穴，施以饱和灸量，以激发经气感传，促使气至病所，从而显著提高临床疗效。热敏灸疗法重视腧穴敏化状态与个体化消敏灸量。

二、操作要点

（一）操作前准备

调定灸态：灸态就是艾灸时的状态，包括环境、患者和医生三方面因素，概括来说就是静、松、匀、守四个字。

1. 静　一指环境安静，二指心神宁静。进行热敏灸操作时，必须保证环境安静。同时，患者和医生均须保持心神宁静。只有在这种条件下，灸性感传才能被最大限度激发。

2. 松　是指患者肌肉放松。患者放松全身肌肉，使机体处于最自然的状态，有利于配合医生的治疗，能更加有效地接受艾灸刺激，从而有利于激发经脉感传。

3. 匀　是指患者呼吸匀而慢。均匀的呼吸有利于调整机体内环境，有利于增强机体反应的敏感性。

4. 守　即意守施灸部位，包括两个方面：一是患者集中注意力体会施灸部位的感觉，二是医者须将艾条固定在热敏化腧穴上施灸。

（二）操作要领

热敏灸操作要领可用"十六字技术要诀"来概括：探感定位、辨敏施灸、量因人异、敏消量足。（图 3-2）

1. 探感定位 热敏灸在腧穴选取上和传统选穴不同，是以感觉法确定最佳施灸部位，即 6 种热敏灸感的出现部位为最佳施灸部位。因此，需要以艾热为刺激源探查不同部位的灸感从而确定热敏腧穴以为施灸部位。临床上，不同的疾病或疾病的不同状态，热敏腧穴出现的部位也不同，操作上可根据二步定位法来进行探查，具体如下：

（1）粗定位 首先找到与疾病相关的热敏化发生的大概区域，用体表标志法、骨度分寸法、指寸法、简便取穴法等方法定位区域部位。腧穴发生热敏化是有规律的，即有其高发部位。如腰椎间盘突出症的热敏腧穴高发部位在大肠俞区域，大肠俞可通过体表标志法确定，位于人体的腰骶部，当第 4 腰椎棘突下，旁开 1.5 寸；又如膝骨关节炎的热敏腧穴高发部位在犊鼻穴，可用体表标志、骨度分寸法等在膝部找到，屈膝，在髌骨与髌韧带外侧凹陷中。粗定位有助于确定热敏腧穴的大致位置，便于医者针对性地在某一个或几个局部区域对热敏腧穴进行细定位，即准确定位。

（2）细定位 用点燃的艾条，对准上述热敏腧穴高发区域进行悬灸探查（距离皮肤 3cm 左右），使患者局部感觉温热而无灼痛感。热敏腧穴在艾热的刺激下，会产生透热、扩热、传热、局部不（微）热远部热、表面不（微）热深部热、其他非热觉 6 种灸感，只要出现其中的一种或一种以上的灸感就表明该部位已发生热敏化，即为热敏腧穴的准确位置。例如治疗腰椎间盘突出症时，在粗定位定出的热敏腧穴高发部位大肠俞区域悬灸，若患者觉热感向深部渗透及向四周扩散并沿一定路线传至下肢，说明此部位已发生热敏化，即为腧穴的准确位置，可继续施灸。又如悬灸膝骨关节炎热敏腧穴高发部位犊鼻穴区域时，患者可自觉热感透至膝关节内并扩散至整个膝关节。

2. 辨敏施灸 不同热敏灸感传达了不同的艾灸信息，有首选与后选、主选与次选之分，需要加以分析和辨别。临床中一般按以下原则，择优选取热敏腧穴进行治疗。

（1）以出现灸感经过或直达病变部位的热敏腧穴为首选热敏腧穴。

（2）以出现非热觉灸感的热敏腧穴为首选热敏腧穴，痛感又优于酸胀感。

（3）以出现较强灸感的热敏腧穴为首选热敏腧穴。

3. 量因人异 艾灸剂量由艾灸强度、面积、时间三个因素组成，在前两个因素基本不变的情况下，艾灸剂量主要由艾灸时间所决定。在施行热敏灸疗法时，每穴的施灸时间不是固定的，而是因人、因病、因穴而不同，以个体化的热敏灸感消失为度。不同热敏腧穴施灸时从热敏灸感产生至热敏灸感消失所需要的时间是不同的，从 10 分钟至 200 分钟不等。

4. 敏消量足 热敏灸疗法强调每次艾灸要达到个体化的消除腧穴敏化状态的饱和灸量。每次给予艾热刺激的量最终取决于热敏化态腧穴的消敏或脱敏量，达到这个剂量则疗效明显提高，这时腧穴的热敏态转化为消敏态（即非热敏态），这是此热敏腧穴的最佳剂量。

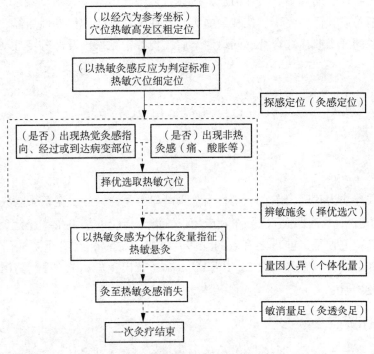

图 3-2　热敏灸技术操作规程图

（三）注意事项

1. 施灸前应告知患者艾灸过程，消除患者对艾灸的恐惧感或紧张感。

2. 施灸时应根据年龄、性别、体质、病情，采取适宜的体位，并充分暴露施灸部位。防止艾火脱落灼伤患者，或烧坏衣物。

3. 治疗后应告知被灸者在施灸结束后 2 小时之内不宜洗澡，注意保暖，避风寒。

4. 婴幼儿，昏迷、脑出血急性期、大量吐（咯）血等患者，或孕妇的腹部和腰骶部、感觉障碍等部位不宜施灸。

5. 过饥、过饱、过劳、酒醉等情况下，不宜施灸。

6. 局部出现水疱时，如水疱较小，宜保护水疱，勿使破裂，一般数日即可吸收自愈；如水疱过大，用注射器从水疱低位刺入，将渗出液吸出，保持局部清洁，以防感染。

三、临床应用

经过近 30 年的临床研究，热敏灸对过敏性病症（过敏性鼻炎、荨麻疹、支气管哮喘）、胃肠功能性病症（非溃疡性消化不良、功能性胃肠病）、男性前列腺病症（慢性前列腺炎、良性前列腺增生症、性功能障碍）、女性宫寒性病症（原发性痛经、卵泡发育不良不孕、卵巢早衰）、脊柱关节病症（颈椎病、腰椎间盘突出症、膝骨关节炎、肩周炎、网球肘）、皮肤病症（湿疹、神经性皮炎、带状疱疹）、虚性病症（亚健康、慢性病、肿瘤化放疗后的阳虚、气虚诸症）临床疗效显著。此外，对神经系统的缺血性中风、面瘫、偏头痛、面肌痉挛、枕神经痛等，女性生殖系统的原发性痛经、慢性盆腔炎等，运动系统的纤维肌痛综合征、网球肘、肩周炎等常见病以及部分疑难杂症均有独特的疗效。

第三节　董氏奇穴疗法

一、概念

董氏奇穴疗法为我国山东省平度县人董景昌先生家传针法，至董景昌先生在台湾行医后逐渐传播流行。董氏奇穴的分布及应用，既源于传统的经络系统和针灸方法，又有所创新而独具特色，是目前行之有效的众多针灸技术之一，具有重要的研究和发展前途。董氏称其奇穴为"正经奇穴"，其原著亦称《董氏正经奇穴学》。其用意即蕴含奇穴，实与正经相通之义。

二、操作要点

董氏奇穴共有 740 个腧穴，临床常用者 200 余穴。这些腧穴广泛分布于人体头面、耳、手、臂、腿、足等部位，大体可分为 12 组：手指部称"一一部位"，手掌部称"二二部位"（手部董氏奇穴见图 3-3），前臂部称"三三部位"，后臂部称"四四部位"，足底部称"五五部位"，足背部称"六六部位"，小腿部称"七七部位"，大腿部称"八八部位"，耳朵部称"九九部位"，头面部称"十十部位"，另有"后背部位"及"前胸部位"，共 12 个部位。（见 1995 年中医古籍出版社出版，杨维杰著《董氏奇穴针灸学》）

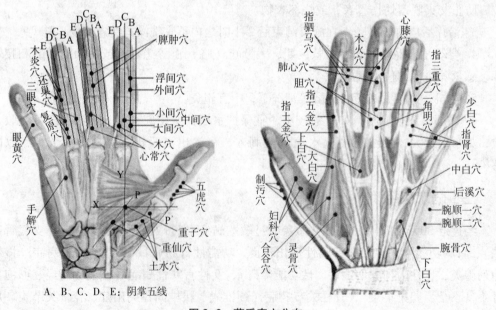

A、B、C、D、E：阴掌五线

图 3-3　董氏奇穴分布

（一）操作要领

1. 不谈补泻　董氏奇穴针刺方法简便易行，多采用"正刺""斜刺""皮下刺"等刺法。董氏奇穴不甚强调补泻刺法，同一腧穴，如果采用不同的针刺方向和不同的进针深度，其治疗的病证也不同。如同一"肾关穴"（阴陵泉下 1.5 寸），正刺可补脾，如果向后方刺入则可补肾。

2. 强调动气　所谓动气针法，即动而得气之义。动气针法是董氏奇穴的特殊针法，进针得气后，在捻针的同时，令患者活动患处，然后根据治疗效果决定出针和留针。如果病程短，治疗效果较好，则出针；如果病程较长，则宜留针，并可于留针期间一边捻针，一边令患者继续不停地活动患处。如果病在胸腹部，或属于气郁病变，或属于神志病变，则可配合使用按摩，亦可令患者深呼吸，或用意念引导之，使针刺与患处之气相引。

3. 善用放血　董氏奇穴善于用三棱针刺络放血，大病、久病、难治之病，往往通过刺络放血，豁然而愈。如剧烈疼痛亦可于刺络放血之后立即止痛。在董氏奇穴临床应用上，全身上下，无处不可放血。董氏奇穴刺络方法的最大特点是远离患处放血，此与"菀陈则除之"的活血化瘀疗法一致，有其突出的疗效。

（二）特点

1. 以骨治骨　治骨刺常用削骨针，如四花中穴及其下 3 寸的倒马针，两针紧贴骨头才有作用。本组穴位治疗膝盖骨刺，肥大性、退化性关节炎疗效很好。董氏奇穴疗法在进针时，需要能贴骨就尽量贴骨，例如灵骨、火主、大白等穴贴骨而入，不但针感强而且疗效高。又如九里（风市）穴每每深至贴骨，治疗各种风病、疼痛以及半身不遂，疗效极好。

2. 以筋治筋　贴筋进针可治筋病，例如尺泽在大筋旁，可治全身筋病，对运动病变效果很好。

3. 以肉治肉　例如驷马及肩中皆是肌肉较为丰富的部位，最常用来治肌肉方面的病变，尤其是肌肉萎缩，疗效甚好。在十四经上，曲池、足三里、合谷都是肌肉较丰富的地方，治疗肌肉病变效果也较好。肌肉萎缩多为阳明湿热或火烁肺金所致，针这些穴位对清阳明及肺金的疗效很高。驷马、肩中、曲池、手三里、合谷等穴治疗皮肤病效果也很好。

4. 以脉治脉　紧贴脉管的穴位可治脉病，例如针人宗、地宗，因靠近血管，可调整血液循环，治心脏病及血管硬化效果很好。肺经的太渊穴在脉旁，为脉会，治疗脉管病效果很好。此外，根据五行对应原理，还能以骨治肾、以筋治肝、以脉治脾、以皮治肺等。

（三）注意事项

1. 掌握好临床适应证与禁忌证，传统针灸禁刺的疾病董氏奇穴也属禁刺。

2. 董氏奇穴重要穴位多在四肢部位，针刺多较敏感，疼痛明显，故尽量少选穴。为避免晕针，对惧针者、年老体弱者应采取卧位轻刺激。

3. 董氏奇穴刺激量强，发挥作用迅速，一般留针时间相对较短，取穴少，尤其是痛证，见效极快，中病即止，一般不可过多选穴。

4. 在临床实际操作中要与十四经穴密切配合运用，不可偏颇，相互并重，相互为用。

5. 董氏奇穴疗法重视刺血，许多疾病均需用刺血法，一般先刺血，后用毫针。注意刺血量，不可过，也不可不及，一定根据患者的体质、年龄、性别、疾病的轻重等决定出血量。掌握好适应证、注意事项，并与毫针紧密配合运用。毫针调气调经，三棱针刺血调络，联合使用疗效更佳。

6. 董氏奇穴取穴具有高度灵活性，往往不拘泥于固定的穴位点，这种针法又称为"不定穴"针法。董氏奇穴穴位的取用有时是以暗影、对应及全息等方法取穴，所以穴位不是固定点。如水金、水通针刺时就于暗影处扎针，大间、小间、外间、浮间、木火、重子、重仙等穴位的取穴也均在暗影处的反应点扎针，只有如此取穴，方能发挥穴位最佳的临床效能。

7. 董氏奇穴疗法虽然不谈补泻手法，但不是不注重补泻，而是不用那些烦琐复杂的花招，只注重实用之针法。要求在针刺中做到"心要细，胆要大，左手如握虎，右手如掌龙"。《董氏针灸临床精要秘录》中言："意境要随心而动，下针前，意先精，而后带动心之意识，可增进念力，手法意念配合一致，猛而粗者为初学，杀而带猛者治惊吓，杀而带劲者是霸针，意而带劲者治筋骨，以柔相随者治脏腑，若能意境神贯注，则为至高无上心法。"

三、临床应用

董氏奇穴疗法目前广泛运用于治疗各类骨质增生、颈肩腰腿痛、腰椎间盘突出症、头痛、三叉神经痛、不明原因的胸闷胸痛等各种痛症，偏瘫、面瘫、哮喘、结肠炎、失眠、抑郁症、胆囊炎、慢性胰腺炎等内、外科疾病，鼻炎、耳鸣、神经性耳聋等五官科疾病，带状疱疹、丹毒、黄褐斑等皮肤病，乳腺增生、不孕症、月经失调、痛经、更年期综合征等妇科疾病。

董氏奇穴疗法虽具有"见效快"的特点，但在目前的临床研究中，很少涉及董氏奇穴的起效时间，多与传统针法一样，采用同样的疗程进行观察比较。在相关临床报道中，有较多文献采用董氏奇穴配合其他传统方法与单独传统方法进行比较，而单用董氏奇穴与其他传统方法作对比的报道较少，难以说明董氏奇穴自身的疗效。目前董氏奇穴的临床研究中，存在大样本随机对照试验少，所观察病例的诊断标准、纳入标准不严谨，操作手法欠规范，疗效标准不统一等问题。

第四节　平衡针疗法

一、概念

王文远教授于 20 世纪 90 年代创立了平衡针理论，认为生理与失调矛盾，平衡针疗法的目的不是治疗疾病，而是把针刺作为一种人为的外因刺激手段，通过患者自身调整来恢复机体的平衡。平衡针疗法将患者的信息通过神经直接反馈于患者的大脑高级中枢，通过大脑的自控系统，完成对子系统的调控支配作用，达到治疗效果。

二、操作要点

（一）操作要领

1. 取穴原则

（1）特异性取穴　主要是针对全身性疾病的取穴方法。如降压穴、降脂穴、降糖穴、感冒穴等。

（2）交叉性取穴　主要是指治疗部位与疾病部位上下和左右交叉的取穴方法。如治疗臀部疾病取对侧臂丛神经支配的肩关节部位的臀痛穴，治疗肩关节病变取下肢对侧坐骨神经支配的小腿部位的肩痛穴。

（3）对称性取穴　主要是指治疗部位与疾病部位左右对称或前后对称的取穴方法。如治疗胸部的乳腺疾病取背部的乳腺穴，治疗右侧肩关节、肘关节、腕关节病变取对称的左侧肩关节相应部位的平衡针穴位。平衡针穴位见图 3-4。

2. 针刺方法

（1）提插手法　包括上提和下插两个部分。操作中通过改变针尖的方向、角度、深浅以获得针感。主要适用于有特殊针感要求的平衡针穴位，如降压穴、降脂穴、肩痛穴等。

（2）强化针感手法　指针刺深度达到要求后采用的一种捻转手法。通过拇指与食指按顺时针方向旋转捻动针体发生滞针，然后再按逆时针方向旋转捻动针体并出针。主要适用于病情较重、有特殊针感要求的平衡针穴位，如偏瘫穴、面瘫穴、胸痛穴、胃痛穴等。

（3）一步到位手法　指针刺深度在 1 寸以内的针刺手法，适用于比较浅表的穴位，进针后即可出针，原则上不提插、不捻转。如明目穴、牙痛穴、踝痛穴等，症状较重时可给予轻度提插、捻转。

（4）两步到位手法　指针刺深度在 2 寸以内的针刺手法，第一步将针尖刺入体内，第二步将针体刺入要求的深度，进针后即可出针，不提插、不捻转。如耳聋穴、过敏穴、痔疮穴、胸痛穴等。

（5）三步到位手法　指针刺深度在 3 寸以内的针刺手法，第一步将针尖刺入体内，第二步将针体刺入达 1~2 寸，第三步再将针体刺入达 2.5 寸左右即可，不提插，不捻转，达到一定深度后即可出针。如臀痛穴、肩背穴、抑郁穴、偏瘫穴等。

3. 针感说明

（1）触电式针感　指针刺后出现的类似电击样感觉，向远端放射。

（2）放射性针感　指针刺后出现的由局部向上或向下的放射性麻胀针感。

（3）局限性针感　指针刺后在局部出现的酸麻胀痛感。

（4）强化性针感　指针刺后未出现以上针感，运用滞针手段，迅速获得局部酸麻胀痛的针感。

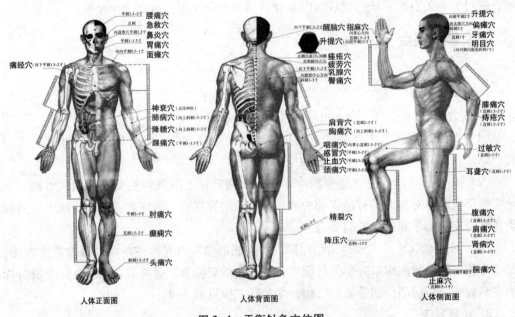

图 3-4　平衡针灸穴位图

（二）注意事项

1. 十分强调针感　对于平衡能力相差不多的患者来说，针感决定了疗效，有较强针感的患者恢复得要快和好。原因在于较强的针感可在患者大脑皮层的相应部位产生较强的兴奋灶，通过整体的神经体液调节，缓解症状。医生只有按照平衡穴位的对应穴位针刺，取得足够的针感才能取得较佳的疗效。如肩痛穴，其针感要求必须强烈，不能仅仅是局部出现酸胀，而必须要有触电感传导并传至脚面。平衡针疗法不讲究手法，因此针刺过程中不必考虑补泻问题，一般通过反复提插找到所要针刺的神经节段，以出现强烈的针感为宜。

2. 取穴宜精毋滥　平衡穴位得益于临床，是从临床中反复比较而筛选出来的特定穴位，一般一个病症只需要一个穴位就可以解决问题。配穴只是在有相应症状时才使用，如高血压导致的头痛，只需要针刺头痛穴和降压穴两个穴位即可。有的医生往往要针刺 7~8 个穴位，这就违背了平衡针灸取穴少的原则。

3. 减少诱发因素　有些患者在症状缓解后不久又再复诊，原因何在？就在于诱发疾病的因素没有去除。医生的任务不仅仅是通过针刺使患者恢复平衡状态，而且要在治疗的同时，告诫患者此种病症的诱发因素是什么，在日常生活中需要注意哪些问题，从而减少再发的可能性。

三、临床应用

平衡针疗法的特点：突出人体自身平衡；突出人体信息系统，即中医学的经络系统和西医学的神经系统；突出单穴疗法，其原则上是一病一穴，一症一穴；突出即时效应；突出快针法，即突出进针快、找针感快、出针快，整个针刺过程控制在秒钟之内；突出针感效应，即不强调手法只强调提插把针感引导出来即可；突出离穴不离经，即求针刺神经相应节段上的腧穴而出现针感即可；突出临床实用性，也就是先有临床后有平衡针的理论。

2005 年平衡针灸治疗颈肩腰腿痛特色技术被评为卫生部农村与社区适宜技术推广项目，2006 年被评为国家中医药管理局农村与社区适宜技术推广项目，2009 年正式列为国家中医药管理局第一期常见病适宜技术推广项目。

第五节　经皮腧穴电刺激疗法

一、概念

经皮腧穴电刺激疗法（transcutaneous electrical acupoint stimulation，TEAS），是以中医经络理论为指导，将欧美国家的经皮神经电刺激疗法（TENS）与针灸腧穴相结合，通过皮肤将特定的低频脉冲电流输入人体以防治疾病的方法。TEAS 具有安全无创、操作简便、患者耐受性好、依从性高等优势，具有较高的临床应用价值。

二、操作要点

（一）操作要领

1. 器械准备
（1）经皮腧穴电刺激仪。
（2）不干胶电极片。

2. 选穴原则
（1）根据传统针灸理论，循经或辨证选穴。
（2）根据神经肌肉解剖部位选穴。
每次治疗一般选择同侧肢体 2 个以上腧穴，1~2 对穴位为宜。

3. 操作方法
（1）选穴处方　根据选穴原则处方配穴后，选择 2 个穴位为一对，形成电流回路，一般选择同侧肢体 2 对穴位为宜。

（2）操作步骤　首先检查确定经皮腧穴电刺激仪性能良好，选取穴位后常规消毒，然后将两对输出电极（带有直径 2~3cm 的不干胶电极片）分别粘贴连接所选穴位。经皮腧穴电刺激仪按"ON/OFF"键开机，选择相应输出频率，调整至所需治疗时间，调节刺激量，电流量输出从无到有，由小到大，慢慢调至所需电流量。

（3）刺激强度　刺激强度根据患者病情及病变部位而定，以受刺激局部肌肉轻微跳动、患者耐受为度。当患者对电流量产生耐受时，需及时调整电流刺激量。

4. 刺激参数　主要使用的输出频率为 2Hz（疏波）、100Hz（密波）、2/100Hz（疏密波）。

5. 治疗时间　每次治疗时间一般为 30 分钟，如果病情严重、疼痛剧烈，可连续治疗 60 分钟，每日或隔日治疗一次。

（二）注意事项

1. 治疗前各调节旋钮要调至最低位置；治疗过程中，要逐渐加大电量，切忌先大后小或忽大忽小，使患者难以接受。
2. 不能用于埋置按需式心脏起搏器的患者，以免诱发心律紊乱。
3. 对心前区、眼区、颈前区的腧穴电刺激要慎重，避免强电流刺激。
4. 早孕妇女的腰部和下腹部慎用。
5. 局部感觉缺失和对电极片过敏者慎用。
6. 皮肤电极下出现局部皮肤红肿反应，要及时减小电量或暂停使用。

三、临床应用

经皮腧穴电刺激疗法具有良好的镇痛效果，最初主要应用于临床急慢性疼痛及癌痛的镇痛、辅助麻醉等。在脑卒中后功能康复方面，TEAS 能够改善脑卒中患者的肢体痉挛、肢体运动功能、吞咽功能及抑郁症状；在治疗消化系统疾病方面，TEAS 能够缓解上消化道症状，改善胃肠功能；改善生殖功能方面，TEAS 能够提高胚胎移植成功率，提高精子活力；TEAS 还能够控制血糖，改善糖尿病周围神经病变患者症状。

第六节　蜂针疗法

一、概念

蜂针疗法指以活蜂尾部蜇针为针，针刺人体腧穴及相关部位，通过蜂毒和蜂蜇刺激经络腧穴从而治疗疾病的方法，属于蜂蜇疗法、蜂毒疗法中的一种。蜂针疗法是在民间蜂蜇治病经验基础上发展起来的。我国古籍很早就有蜂蜇治病的记载。战国时期名医扁鹊的弟子子仪和子明，用蜂尾针蜇刺患者关节疼痛处，收到奇效，在《本草经》中略有记述。唐代诗人李商隐有"足病蹒跚行路难，招蜂刺我获平安"的诗句。明代方以智（1611—1671）《物理小识》中卷五载"药蜂针"的配方和用法："取黄蜂之尾针合硫炼，加水麝为药。置疮疡头，以火点而灸之。"现代研究发现，蜜蜂蜇人后放出的蜂毒具有高度的生物学和药理学活性，内含抗菌、抗炎、抗凝血、抗高血脂及抗辐射等多种有效成分，具有麻醉、解毒、止痛、活血等功效，并可增强人体免疫功能，提高抗病能力。除了蜂毒"药"的作用外，蜜蜂尾针针刺皮肤还具有"针"的作用，刺后由于蜂毒局部反应皮温升高，毛细血管扩张，出现红肿灼热，又有"灸"的效应。蜂疗泰斗房柱教授在此认识基础上率先提出，将蜂刺与针灸理论联系起来，蜂刺点不再局限于痛点，而与人体经络腧穴结合起来，强调辨证辨经取穴，蜂针疗法的概念应运而生。

二、操作要点

（一）操作要领

1. 蜂的选择

（1）按不同蜂类选择　一般选择家养采蜜性蜂类的中华蜜蜂或意大利蜂。野生捕食性种类的蜂，如胡蜂，其蜂毒液含有麻痹神经的成分，危险性大，不能用来进行蜂针疗法。

（2）按不同职能分工选择　一个蜂群中由一只蜂王、少量雄蜂和众多工蜂组成。蜂针治疗应选用工蜂，不宜使用蜂王；失去蜂王，蜂群会混乱，工蜂也会迅速减少。雄蜂没有尾针。

（3）按不同日龄选择　老年工蜂蜂毒含量大，成分稳定，质量较高，故蜂针疗法一般宜选用老年工蜂。青壮年工蜂次之。幼年工蜂蜂毒含量小且尾针较软难蜇刺，不宜选用。

可用特制的捉蜂装置如蜂疗控制器、透明且透气的有机玻璃蜂盒等装取蜂；也可用便于装取蜂的盒子、纱网、塑料袋、透明水瓶等替代。有的蜂疗室直接将蜂箱搬入诊室，或将蜂箱后门置于蜂疗室内，便于随时取蜂进行治疗。

2. 针前皮试　蜂毒可产生过敏反应，严重可导致过敏性休克等严重不良反应，甚至死亡，所以蜂针治疗前必须要进行皮试。皮试过程要严密观察，并做好救治严重不良反应的准备，贮备好抢救药品如肾上腺素针剂、地塞米松针剂等，有条件的要配备输氧设备，一旦出现过敏性休克要立即抢救。

皮试对象：蜂针初诊患者或曾经接受过蜂针治疗，但间隔一个月以上再次接受蜂针治疗的患者。曾经发生过青霉素或其他药物过敏性休克者，应慎用蜂针皮试及蜂针治疗。曾经发生过蜂毒过敏性休克者，应严禁蜂针皮试及蜂针治疗。

具体操作：选择外关穴部位皮肤。患者平静状态下，常规消毒后取活蜂1只进行蜇刺，刺入皮肤后不挤毒囊立即拔出，局部立现一小皮丘。如局部未见小皮丘，说明蜂毒并未进入机体，需重复上述操作。观察15分钟。若出现局部丘疹及红斑直径大于4厘米或出现伪足或伴有小水泡或局部奇痒或出现全身反应均为阳性。局部未出现上述症状即为阴性。皮试阴性者可接受蜂针治疗；只出现轻度局部阳性反应者可考虑微量蜂针，密切观察，或脱敏后再行治疗；出现全身反应者应禁用蜂针治疗。

3. 针刺方法　可直接夹持活蜂蜇刺，也可根据需要在针刺时用镊子拔出活蜂尾部螯针作为针具，即取即用，具体针刺方法如下：

（1）直刺法

具体操作：取活蜂1只，用镊子夹持活蜂腰部，让其尾部与患部或相关经络、腧穴表面皮肤垂直接触，活蜂受到刺激会将螯针伸出刺入皮肤浅部，蜂毒通过螯针自行注入人体（图3-5）。若蜂螯针不伸出时，可轻压蜂的胸部以刺激，或去其中枢部分再针。一般留针10~20分钟后将螯针拔出。

注意事项：螯针垂直刺入垂直拔出，可减轻针刺疼痛感。留针时间不宜过长，螯针需及时拔出，否则会使局部反应加大或形成硬结。留针期间需密切观察患者，如发生不良反应情况需及时处理。

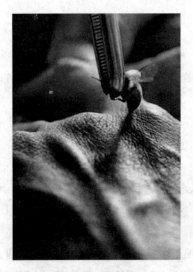

图3-5　直刺法

（2）散刺法

1）拔针散刺法

具体操作：取活蜂1只，刺激其探出螯针后，迅速用镊子夹住螯针端部将其拔出分离。夹持住螯针进行施针，在患部、腧穴上连续散在点刺，亦可循相关病变经络连续循经点刺，浅刺即出，镊不离针，随刺随拔。1只蜂针可以连续刺3~5点，操作娴熟者可多达十几点，最后1点可留针几分钟，也可不留针。

注意事项：夹持螯针力度不宜过大，以免夹断。从活蜂尾部拔出螯针后，应立即开始进行蜇刺，以防止蜂毒在针刺前排出及其可挥发性有效物质散失而影响疗效。

2）蜂体散刺法

具体操作：取活蜂1只，从其腰部截断，用镊子夹持住其腹尾部，待其螯针探出时施针，施针方法与拔针散刺法相同。

注意事项：蜂体散刺法用力要均匀，出针力度需得当，停留穴上的时间不能过长，否则易使螫针脱出。与拔针散刺法比较，蜂体散刺法蜂毒量稍大，痛感稍强。

（3）点刺法

1）挤毒囊点刺法

具体操作：先如直刺法操作，取活蜂1只，用镊子夹持活蜂腰部，尾部垂直对准接触针刺部位，待螫针伸出刺入皮肤后立即将毒囊挤扁并迅速拔针，不留针。

注意事项：挤毒囊时避免刺破毒囊，造成蜂毒液流失，影响疗效。

2）多位点刺法

具体操作：该针法与散刺法相似，但留针时间较散刺法长，开始时如直刺法操作，取活蜂1只，用镊子夹持活蜂腰部，尾部垂直对准接触针刺部位，待螫针伸出刺入针刺部位后随即出针，继而再刺入其他痛点或穴点。1只蜂能连续针3至5点，针刺时镊可离针，每点可留针1秒至1分钟，最后1点可留针半分钟至5分钟。

注意事项：拔针时要用尖细头镊子紧贴皮肤夹住螫针尖部，不可夹其毒囊部分。连续点刺力度要适当，螫针要垂直刺入垂直拔出，否则螫针容易折断，无法点刺多处，也影响蜂毒注入人体。

（4）减毒蜂针法

为减少进入人体的蜂毒量，可采取减毒蜂针法。

具体操作：取活蜂1只，针刺前先让其螫针点刺在胶布或厚纱布上，预先排放部分蜂毒达到减毒目的，然后再行施针，可结合直刺法、点刺法或散刺法进行操作。

注意事项：减毒时间不宜过长，宜在活蜂螫刺胶布或厚纱布后1~3秒内完成，否则蜂毒流失多，达不到蜂针刺激治疗的目的。一般螫刺胶布减毒较少，绷带减毒较多。意大利蜂较中华蜂蜂毒量大，为减少刺激量可用此法减毒，可将每只蜂毒量减少至20%~60%。

（5）速刺速拔针法

具体操作：操作如直刺法，但点刺即出，不留针。

注意事项：蜂针直刺法痛感较强、刺激较大，散刺法对技术的要求较高，特别是将螫针从蜂体拔出难度较大，速刺速拔针法避免了这两种针法的缺点。可用于蜂针皮试。注意拔针速度需快。

（6）蜜蜂自动刺法

具体操作：充分暴露要螫刺的部位，上置细密网筛，将活蜂放入其中，让它在该活动范围之内自由活动，任其自行选择针刺的时间与部位自动螫刺。

注意事项：要保持一定的安静环境，不要激怒蜜蜂。注意观察患者反应，以防蜂毒量过大，造成严重过敏反应。

各种针刺方法的比较见表3-1。

表 3-1　蜂针针刺方法的鉴别

针刺方法	针具	点刺数量	留针/出针
直刺法	直取活蜂为针	1针1穴	可留针10~20分钟
拔针散刺法	拔取活蜂螫针为针	1针多穴	浅刺即出，镊不离针，随刺随拔，最后1穴可留针几分钟，也可不留针
蜂体散刺法	拔取活蜂腹尾部为针	1针多穴	同上
挤毒囊点刺法	直取活蜂为针	1针1穴	刺入皮肤后立即将毒囊挤扁并迅速拔针，不留针
多位点刺法	直取活蜂为针	1针多穴	针刺时镊可离针，每穴可留针1秒至1分钟时间不等，最后1穴可留针半分钟至5分钟
减毒蜂针法	直取减毒后的活蜂为针	可1针1穴也可1针多穴	结合直刺法、点刺法或散刺法进行操作。可留针或不留针
速刺速拔针法	直取活蜂为针	1针1穴	点刺即出，不留针

4. 刺激量选择　就针法而言，直刺法、蜜蜂自动刺法蜂毒注入量较多，局部痛感及过敏反应均较大，属于强刺激；散刺法、点刺法、减毒蜂针法、速刺速拔针法毒量较少、局部痛感较小、力度较轻，属于轻刺激，其中又以散刺法中的拔针散刺法刺激最轻，为使刺激量进一步减轻，还可将拔针散刺法与减毒蜂针法相结合进行操作。小儿、畏痛者、体虚者、病轻者、初次接受蜂针治疗者、敏感度较大者、蜂针保健者以及颜面部、牙龈、舌上、黏膜等处应该以轻刺激针法为主；体质强壮、无过敏能耐受者、病情较重或病情顽固者、接受蜂针治疗时间较长者，可以采用强刺激针法。

就数量而言，一般首次只针1针；对于初次接受蜂针治疗者、敏感度较大者、病情较轻者，蜂针的用量宜小，可用1~6针；对于已经对蜂针有耐受性者、病情较重较顽固者，可使蜂针数量每次增加1~2针，视病情与耐受度可逐渐增加达到30~50针。进行蜂针治疗时，其数量的增加应循序渐进，密切观察，一旦出现荨麻疹等全身反应时，说明机体对刺激量已处于饱和状态，必须暂停蜂针或减少蜂针数量。

5. 不良反应

蜂针疗法出现的不良反应主要有：肿胀疼痛、瘙痒、荨麻疹、发热、色素沉着、过敏性休克、急性肝肾功能衰竭、心律失常、药物皮炎、晕针、化脓性关节炎、下肢蜂窝织炎、死亡等。其中以肿胀疼痛、瘙痒等局部反应及发热、荨麻疹等全身性反应最常见。

不良反应的出现多与未做皮试、刺激量过大、留针时间过长、选用颈部、背部等头部、心脏附近的腧穴有关。发生不良反应可使用抗过敏药，如强的松、扑尔敏等，中成药如复方七叶皂苷钠凝胶外敷、祛风解毒膏外敷等。做到以下几点，可减少不良反应的发生：①控制蜂针数量，不盲目追求大剂量；②循序渐进加大蜂量至疾病所需量；③详细询问病人病史，心脏病、孕妇、体虚者等慎用；④初次治疗尽量不选用头部、心脏附近的腧穴；⑤蜂针前行皮试，对血压、体外蜂毒特异性 IgE 抗体进行检测；⑥结合其他疗法，如蜂针后拔罐法等；⑦对蜂饲料进行改良，有报道用中药菊花、苏叶、葛花、甘草煎汁与蜂蜜混合配制蜂饲料，可减轻蜂毒毒性。

（二）注意事项

1. 进行蜂针治疗前必须进行针前皮试，视其皮试反应决定是否可做蜂针治疗及治疗选取的刺激量。

2. 部分初次接受蜂针治疗的患者，会出现局部红肿痒痛、淋巴结肿大、发热、恶寒、乏力等现象，这是蜂针温经通络的正常效应，在治疗的过程中会逐步减少和消失。轻者无须处理，一般几天内可自行消失，重者可考虑对症治疗并暂时减少蜂针刺激量。

3. 疗效与蜂针量并不呈正比关系，患者体质存在个体差异，有的 1~2 只蜂针就可见效，不能盲目追求疗效而贸然使用大量蜂针。

4. 蜂针治疗期间严禁饮酒、食螺、蚌、虾等食物和服用含虫类的药物，以免引起严重的过敏反应。

5. 心肺功能衰竭、肝肾功能障碍、严重过敏反应、体虚难以接受者禁用。严重动脉硬化、女性经期、孕妇、术后患者要慎用。

6. 蜂针疗法不能只选取患部针刺，要根据患者临床表现，用中医思维进行辨证、辨经选穴，方能有效提高疗效。

三、临床应用

蜂针疗法临床应用较广，尤其在类风湿性关节炎、强直性脊柱炎、风湿性关节炎、骨性关节炎、肩周炎、颈椎病、腰椎增生、腰椎间盘突出症、肌筋膜炎、扭伤、痛风、红斑狼疮、面瘫、三叉神经痛、坐骨神经痛、顽固性头痛、偏瘫、哮喘、过敏性鼻炎、乙肝、乳腺小叶增生、恶性肿瘤等病症治疗上优势突出。

【附】

蜂毒由于其广泛而良好的药理作用，具有较高的医学价值，在临床上得以广泛应用，形成蜂毒疗法。目前主要的蜂毒疗法包括原始蜂蜇法、蜂针疗法和蜂毒注射法。原始蜂蜇法和蜂针疗法采用活蜂蜇刺，但原始蜂蜇法不讲究蜇刺部位，而蜂针疗法在中医理论指导下，作用在人体经络腧穴上，疗效更佳。蜂毒注射法是采用蜂毒制剂进行注射，也可以注射在腧穴上，且蜂毒制剂的蜂毒量及成分稳定，医者可把握，不良反应出现频率较低，但研究表明其疗效可能不如活蜂蜇刺和蜂针疗法，因其在制备蜂毒制剂过程中会造成部分有效物质挥发散失，而这些有效的挥发物质有温经通脉、扶阳散寒的独特作用。

第七节　激光针灸疗法

一、概念

激光针灸疗法是利用激光束照射腧穴以防治疾病的方法，又称"激光针法""腧穴激光照射疗法""光针"等。激光具有方向性、单色性、相干性好的特点，用低强度激光束直接或聚焦或扩束照射腧穴的穴区表面或深部，对腧穴进行有效的刺激，起到疏通经络、调和气血、扶正祛邪、调和阴阳的作用，从而达到防病治病的目的。激光针灸疗法具有无痛、无菌、可调、易控、简便、安全等特点，易于被患者接受。

激光在机体发生的效应主要是热效应、压力效应、光化效应、电磁效应等。这些变化复杂多样，随激光的种类、输出方式、强度和照射方式不同而有差异，也与被照射组织的性质、生物物理特性和功能状态密切相关。

激光针灸疗法对机体有如下作用：①激发作用：激光照射腧穴，直接刺激腧穴，可起到疏通经络、宣导气血、调和阴阳、补虚泻实、散寒止痛等作用。②抗炎作用：激光穿透力强，可使深部组织的血管扩张、血流加快，增强白细胞的吞噬功能，加速病理产物和代谢产物的吸收，起到抗炎作用。③镇痛作用：实验证明，急性炎症早期和中期，局部组织的5-HT含量增多，而激光照射以后，可使局部5-HT含量减少，释放吗啡样物质，有镇痛作用。④增强代谢作用：激光可影响细胞膜的通透性和一些酶的活性，因而可加强机体代谢，改善机体功能。

二、操作要点

(一) 激光器具

目前激光针灸疗法多采用波长 $0.6 \sim 1.5\mu m$ 的红光或近红外光，按照激光光源的不同，分为 He-Ne 激光（$0.6328\mu m$）、CO_2 激光（$10.6\mu m$）、半导体激光（$0.83\mu m$，$0.9\mu m$，$1.3\mu m$）、Nd：YAG 激光（$1.06\mu m$）等。

1. He-Ne 激光腧穴治疗仪　He-Ne 激光器是一种原子气体激光器，由放电管、光学谐振腔、电源三部分组成，激光腧穴治疗的光源为波长 $0.6328\mu m$ 的红色激光，其工作物质为 He-Ne 原子气体，光斑直径为 $1 \sim 2mm$，通过柔软的导光纤维，可随意投射腧穴。其光束能穿透 $10 \sim 15mm$ 深的组织，可代替毫针刺激腧穴，是针灸最常用的激光器。

2. CO_2 激光腧穴治疗仪　CO_2 激光是由二氧化碳气体分子为工作物质产生的激光束，波长 $10.6\mu m$，属中红外光。CO_2 激光照射腧穴时，既有光热作用，又有类毫针作用。目前，多用 $20 \sim 30W$ 二氧化碳激光束，通过石棉板小孔照射腧穴，有类似毫针和艾灸的双重作用；或以低功率（$160 \sim 180mW$）激光照射穴位，模拟传统艾灸疗法。在临床上，常利用 CO_2 激光腧穴治疗仪进行热敷治疗。

3. 半导体激光治疗仪 半导体激光治疗仪常采用 $0.9\mu m$、$0.83\mu m$ 和 $1.3\mu m$ 波长的光作治疗光，连续输出功率为几毫瓦到十几毫瓦。半导体激光具有高效率、体积小、寿命长、电源驱动系统简单、波长可选择、成本低、输出功率稳定、使用简便、创伤小等优点，特别适用于医疗设备。半导体激光治疗仪是目前国外使用比较广泛的激光针灸仪。

4. Nd：YAG 激光针灸仪 Nd：YAG 激光针灸仪采用掺钕钇铝石榴石激光，为波长 $1.06\mu m$ 的近红外波段激光，常用功率为 $10\sim80W$。掺钕钇铝石榴石激光器属于四能级系统，由工作物质、泵浦光源、聚光腔和光学谐振腔组成，具有阈值低、效率高、寿命长等优点，是能实现连续运转的固体激光器件。当激光进入皮下组织时，可引起组织深部的强刺激效应。

激光针灸治疗仪的发展，大体经历了五方面的变革：从直接照射到采用光纤和激光针将激光直接导入组织内部治疗，从单腧穴照射到多腧穴同时照射，从单光源照射到多光源可选择照射，从简单的电子电路控制到微机智能控制，从大型到轻小便捷型、大众型。

（二）操作要领

国内外各种激光器的操作方法基本类似，仅以 He-Ne 激光腧穴治疗仪、CO_2 激光腧穴治疗仪为例，介绍其操作方法如下。

使用前，要检查机器性能、地线、混线等，以免触电、漏电，保证患者安全。

1. He-Ne 激光腧穴治疗仪 ①根据取穴部位，指导患者采用舒适稳定的体位，暴露治疗腧穴，定穴并以甲紫标记。②开启电源，激光管点燃后，再调整电流至激光管最佳工作电流量，使激光管发光稳定。③若以原光束直接照射，照射距离一般为 $3.0\sim100mm$。若以光导纤维传输照射，激光输出端可直接接触腧穴皮肤。④每次取 $4\sim6$ 穴，每穴 $5\sim10$ 分钟，总计照射时间以 $20\sim30$ 分钟为宜，每日 1 次，$10\sim15$ 次为 1 个疗程，两个疗程间隔 $5\sim7$ 日。⑤治疗结束，关闭电源。

将光导纤维通过注射针把氦-氖激光直接导入腧穴深处的激光治疗仪，主要由低功率 He-Ne 激光仪、光导纤维以及空心针组成。光导纤维直径为 $50\sim125\mu m$，长度根据需要为 $1\sim2m$。光导纤维一般用 2% 过氧乙酸或 75% 乙醇消毒。空心针直径依据腧穴和疾病选择。使用前，按一般毫针消毒法消毒。先将空心针刺入选定的腧穴，缓慢进针并得气。然后，插入光导纤维输出端，直接进行照射。亦可预先将光导纤维输出端和空心针相连接，打开氦-氖激光治疗仪的电源，调整至红光集中于一点时，再刺入腧穴相应深度并得气。留针时间通常为 $15\sim20$ 分钟。

2. CO_2 激光腧穴治疗仪 ①根据取穴部位，指导患者采用舒适稳定的体位，暴露治疗部位，定穴并以甲紫标记。②打开水循环系统，并检查水流是否通畅。水循环系统如有故障，不得开机。③检查各机钮是否在零位，如果是才可以接通电源。依次开启低压、高压开关，并调至激光器最佳工作电流量。④缓慢调整激光器，以散焦光束照射治疗部位。照射时，应将有孔石棉板放置在激光器与腧穴之间，使散焦光束通过小孔照到腧穴上。⑤照射距离一般以 150~200mm 为宜，使患者有舒适的热感，勿使过热，以免烫伤。⑥每次治疗 10 分钟左右，每日 1 次，7~12 次为一个疗程，疗程间休息 7 天左右。⑦治疗结束后，与开机相反顺序关闭各机钮，关闭机钮 15 分钟之内，勿关闭水循环。

（三）注意事项

1. 勿直视或通过光学仪器直接观察光束。操作人员及面部照射的患者，应佩戴防护眼镜。操作人员还应定期做检查，特别是眼底视网膜检查。

2. 务必将本产品放在儿童触及不到的地方，以免儿童玩耍时对眼睛造成伤害。

3. 可能对心脏起搏器有干扰，建议佩戴心脏起搏器的患者慎用。

4. 老年患者及敏感人群应从低功率段开始治疗，当身体适应后逐渐提高功率，每天 1~2 次，时间以 30 分钟为宜。

5. 治疗的同时应注意饮食结构的合理调整，并辅以适量的运动，加强机体的新陈代谢。

6. 有些患者对该疗法有不良反应，照射治疗中可出现头晕、恶心、嗜睡、全身乏力、食欲不振、心悸、腹胀、腹泻、月经周期紊乱等，应减少剂量。若不见缓解，可暂停 3~5 日。再行治疗仍出现上述反应，应停止治疗。

7. 禁忌证：妊娠、出血性疾病。

三、临床应用

激光针灸疗法已经广泛应用于临床，适应证广。弱激光生物刺激效应的疗效，主要有提高机体免疫力、治疗各种炎症、镇痛、改善血液循环、增强代谢、促进组织修复、促进生长及抗过敏等作用。但也有研究显示，在镇痛疗效方面，激光针灸和安慰剂无显著差异，在有些治疗中还出现了复发的现象。激光针灸疗法的机理极其复杂，加上个体差异，治疗的选择也无统一标准，在选择波长、辐射时间、强度、深度、面积等方面仍存在很大的盲目性；在临床研究方法上，缺少随机对照研究。有针对性地对低剂量激光辐射生物效应进行有效判定，是所有实验研究的基础。激光针灸疗法作为无创痛针灸治疗技术，在临床应用，尤其是家庭医疗保健方面的应用具有广阔的前景。开发符合传统针灸理论、兼顾传统针灸的"针"与"灸"双重作用的激光针灸治疗仪，会使激光针灸疗法在临床中的应用更加广泛。

第八节　干针疗法

一、概述

干针（dry needling）是相对"湿针"而言的一个新名词。从 1947 年 Travell 等采用局部注射的方法治疗关节疼痛以来，西方医生陆续采用局部注射甾体类和麻醉类药物、肉毒素等方法来治疗软组织疾病。后来，他们发现注射糖盐水，甚至仅用注射针头刺入肌肉而不注射任何液体，也有止痛效果，即称该疗法为"干针疗法"。2004 年以来，干针疗法发展迅速，目前在美国大约有 20 个州允许物理治疗师（physical therapist）从事干针治疗，主要用于包括肌肉、韧带、肌腱、浅筋膜、瘢痕组织、外周神经、神经血管束等在内的各种神经肌肉骨骼疼痛综合征。诸多报道也肯定了干针疗法的疗效，如其可以迅速减轻局部痛、牵涉痛或广泛性疼痛，恢复运动和肌肉激活模式范围，使活性激痛点化学环境迅速正常化等。

干针疗法的针具最开始为注射针头，后来为了减轻对患者组织的损害，采用肌电图的电极针，现在多采用针灸针。狭义的"干针疗法"主要是指在美国理疗协会和少数州立物理治疗委员会定义的肌内针刺疗法（即将干针刺入肌张力带结节）或肌筋膜激痛点（myofascial trigger points）针刺。实际上，除上述两种方法外，干针疗法的范围更广泛，也包括非激痛点针刺。按照针刺深度划分，干针疗法还分为浅干针疗法和深干针疗法。

目前，干针疗法主要用来刺激痛点以治疗肌筋膜疾病。因此，一个干针治疗师必须具备扎实的解剖、生理和疼痛科学背景，而且必须掌握如何判断激痛点。Travell 等于1942 年首次提出肌筋膜"激痛点（trigger points）"的概念：在骨骼肌纤维中可触及的紧张性索条上高度局限和易激惹的点，也叫激发点、扳机点、起发点等。按压激痛点时激发特征性的整块肌肉及扩散到周围或远隔部位的牵涉痛。激痛点根据是否伴有自发性疼痛，可以分为活性激痛点和隐性激痛点。一般认为，具有自发性疼痛或对运动有反应性疼痛的点称为活性激痛点，而把仅在按压时有疼痛或敏感的点称为隐性激痛点。西方针刺疗法的激痛点理论与传统针灸学的腧穴理论有相似之处，从其临床特征来看，与传统针灸学的"阿是穴"十分类似。

二、操作要点

（一）操作要领

1. 针刺部位及定位方法　医生主要通过触诊，辅以检查时患者对于疼痛的感受，以及检查时肉眼观察到的局部抽搐反应确定部位。检查时，先轻轻触诊肌肉中的硬结，然后仔细查找硬结中剧烈的点状压痛，该压痛点即激痛点。对于激痛点的确认有一定的临床标准：①可触摸的硬结，通常位于肌纤维中央。②硬结上有剧烈的压痛小点。③按压压痛小点会再现患者的疼痛及感传痛等症状。④关节的完全牵拉活动范围因疼痛受限。由于激痛点位于硬结之中，较为坚韧，针刺时易从针尖处滑开，所以要穿刺激痛点，肌纤维需要有充分的张力，针刺时应以押手将硬结牢牢固定。

2. 针刺操作方法　在激痛点针刺疗法中，较粗的针具能对所穿透的组织密度与质感提供较好的触觉反馈。针具长度常以能够碰到硬结中的激痛点为准。一般而言，对于大部分表浅肌肉可用22~26 号40mm 针具；而对痛觉过敏的患者，则可用 28 号，甚至30 号针。激痛点针刺疗法明确强调进针与提插应该顺着肌纤维方向进行。因此，需要操作者对肌肉解剖相当熟悉。激痛点针刺疗法主要采用提插法，提插频率以 60 次/分为宜。该疗法强调在固定硬结的基础之上，直接刺入其中的激痛点并快速提插。它既可避免因局部抽搐反应引起的肌纤维损伤，又能轻易地刺透激痛点，从而彻底灭活激痛点。

（二）注意事项

干针疗法的禁忌证与普通针灸疗法类似。

三、临床应用

激痛点干针疗法已被广泛运用于治疗肌筋膜疼痛综合征。临床系统评价结果表明：与空白对照或假对照相比，干针疗法可以短期缓解疼痛，增强活动范围，提高生活质量。Liu 等评价了干针治疗颈肩痛相关肌筋膜激痛点的疗效，结果发现，干针可以短期或中期减轻患者颈肩部疼痛。还有研究对浅、深干针治疗肌筋膜激痛点进行比较，发现两种干针疗法都能减轻肌筋膜疼痛综合征患者的疼痛和抑郁症状，改善功能活动，效应能持续到治疗后 12 周；深干针痛感更小一些。

作为一种体表刺激方法，干针疗法也存在副作用。有研究对纳入的 7629 个病例进行调查，发现 19.18% 的患者存在副作用，如擦伤、出血、疼痛、恶心等。干针疗法也存在较大的争议，美国针灸界曾对其展开激烈的讨论，《中国针灸》编辑部就此组织专家进行有关干针折射的针灸发展问题研讨沙龙，对干针的实质、干针与针灸的关系以及由此引发的思考进行了讨论。专家一致认为，从干针疗法的实质看，其属于针刺疗法范畴，不是独立于针灸体系之外的疗法，应该遵守针灸相关法规与教育要求，明确其适应证。由此引发思考：完善针灸理论体系，处理好"传统与创新"的关系；借鉴循证医学的理念与方法，建立针灸技术评估机制，以保证针灸持续发展；积极开展针灸临床研究，用可靠证据支撑其发展，是对世界各国针灸界的最大支持。

第四章 现代针灸临床研究 ▷▷▷

第一节 针灸适应证

一、世界卫生组织针灸适应证 1979 版

1979 年，世界卫生组织首次承认针灸是传统医学的一种疗法，列出适宜针灸治疗的 43 种疾病。

1. 上呼吸道疾病

（1）急性（慢性）鼻窦炎；

（2）急性（慢性）鼻炎；

（3）感冒；

（4）急性（慢性）扁桃体炎。

2. 呼吸系统疾病

（5）急性（慢性）气管炎；

（6）支气管哮喘。

3. 眼科疾病

（7）急性结膜炎；

（8）中心性视网膜炎；

（9）近视眼；

（10）白内障。

4. 口腔科疾病

（11）牙痛；

（12）拔牙后疼痛；

（13）牙龈炎；

（14）急性（慢性）喉炎。

5. 胃肠系统疾病

（15）食道、贲门失弛缓症；

（16）呃逆；

（17）胃下垂；

（18）急性（慢性）胃炎；

（19）胃酸增多症；

（20）慢性十二指肠溃疡（疼痛缓解）；

（21）单纯急性十二指肠溃疡；

（22）急性（慢性）结肠炎；

（23）急性（慢性）杆菌性痢疾；

（24）便秘；

（25）腹泻；

（26）肠麻痹。

6. 神经、肌肉、骨骼疾病

（27）头痛；

（28）偏头痛；

（29）三叉神经痛；

（30）面神经麻痹；

（31）中风后的轻度瘫痪；

（32）周围性神经疾患；

（33）小儿脊髓灰质炎后遗症；

（34）梅尼埃病；

（35）神经性膀胱功能失调；

（36）遗尿；

（37）肋间神经痛；

（38）颈臂综合征；

（39）肩凝症；

（40）网球肘；

（41）坐骨神经痛；

（42）腰痛；

（43）关节炎。

二、世界卫生组织针灸适应证 1996 版

1996 年 11 月召开的世界卫生组织意大利米兰会议，提出 64 种针灸适应证。

1. 采用类似针灸法或传统疗法随机对照试验过的针灸适应证 戒酒、变应性鼻炎（花粉症）、竞技综合征、面瘫、胆绞痛、支气管哮喘、心神经官能症、颈椎病、运动系统慢性疼痛（颈、肩、脊柱、膝等）、抑郁、戒毒、痛经、头痛、偏瘫或其他脑病后遗症、带状疱疹、高血压、原发性低血压、阳痿、引产、失眠、白细胞减少、腰痛、偏头痛、妊娠反应、恶心呕吐、肩周炎（冻结肩）、手术后疼痛、经前期紧张症、神经根疼痛综合征、肾绞痛、类风湿性关节炎、扭伤和劳损、下颌关节功能紊乱、紧张性头痛、戒烟、三叉神经痛、泌尿道结石。

2. 有足够数量的患者为样本但无随机性对照试验的针灸适应证 急性扁桃体炎和急性咽喉炎、背痛、胆道蛔虫症、慢性咽炎、胎位不正、小儿遗尿、网球肘、胆结石、肠易激综合征、梅尼埃病、肌筋膜炎、儿童近视、单纯性肥胖、扁桃体切除术后疼痛、精神分裂症、坐骨神经痛。

3. 有反复的临床报道且效果较快或有一些试验依据的针灸适应证 便秘、缺乳、泄泻、女性不孕、胃下垂、呃逆、尿失禁、男性不育（精子缺乏、精子活动力缺乏）、无痛分娩、尿潴留、鼻窦炎。

三、世界卫生组织针灸适应证2002版

2002年世界卫生组织"针灸临床研究报告的回顾与分析"，将针灸适应证更新为4类107种疾病。

1. 已通过临床对照试验，证明针灸是一种有效治疗方法的疾病与症状 放疗和（或）化疗的不良反应、过敏性鼻炎（包括花粉病）、胆绞痛、抑郁症（包括抑郁性神经症和中风后的抑郁症）、急性细菌性痢疾、原发性痛经、急性胃脘痛（消化性溃疡、急性和慢性胃炎及胃痉挛）、面部疼痛（包括颞颌功能紊乱）、头痛、原发性高血压、原发性低血压、引产、膝关节疼痛、白细胞减少症、腰痛、胎位不正、妊娠呕吐、恶心和呕吐、颈部疼痛、口腔疼痛（包括牙齿疼痛）、肩周炎、术后疼痛、肾绞痛、类风湿关节炎、坐骨神经痛、扭伤、撞击、网球肘。

2. 已初步证明针灸有效，但仍需进一步研究的疾病与症状 腹痛（急性胃肠炎或因胃肠痉挛）；寻常痤疮；酒精依赖和解毒；贝尔麻痹（面瘫）；支气管哮喘；癌症疼痛；心脏神经官能症；慢性胆囊炎急性发作；胆石症；竞争压力证候群；闭合性颅脑损伤；非胰岛素依赖型糖尿病；耳痛；流行性出血热；狭义流鼻血（不含广义或原发性疾病）；结膜下注射引起的眼痛；女性不孕；面肌痉挛；女性尿道综合征；纤维肌痛和筋膜炎；胃动力功能障碍；痛风性关节炎；乙型肝炎病毒携带状态；带状疱疹（人 α 疱疹病毒3）；高脂血症；卵巢功能减退；失眠；分娩痛；哺乳不足；非器质性男性性功能障碍；梅尼埃病；带状疱疹后遗神经痛；神经性皮炎；肥胖；鸦片、可卡因和海洛因依赖；骨性关节炎；内视镜检查引起的疼痛；血栓闭塞性脉管炎疼痛；多囊卵巢综合征（斯坦-综合征）；儿童气管拔管后，术后恢复期；经前期综合征；慢性前列腺炎；瘙痒症；神经根疼痛和肌筋膜疼痛综合征；原发性雷诺综合征；下泌尿道复发性感染；反射性交感神经营养不良；外伤引起的尿潴留；精神分裂症；药物性唾腺分泌过多；干燥综合征；喉咙痛（包括扁桃体炎）；急性脊椎疼痛；颈部僵硬；颞颌关节功能障碍；肋软骨炎；烟草依赖；抽动-秽语综合征；慢性溃疡性结肠炎；尿路结石；血管性痴呆；百日咳。

3. 其他传统疗法难以奏效且个别针灸临床对照试验报告有效，针灸值得一试的疾病与症状 黄褐斑；中心性浆液性脉络膜病变；色盲；耳聋；智力低下；肠易激综合征；脊髓损伤导致的神经性膀胱；慢性肺心病；呼吸道阻塞。

4. 在提供了特殊的西医学知识和足够监测设备的条件下，可以让针灸医生尝试的疾病与症状　呼吸困难的慢性阻塞性肺疾病；昏迷；婴儿惊厥；冠心病心绞痛；婴幼儿腹泻；儿童病毒性脑炎后遗症；渐进性和假性延髓性麻痹。

第二节　针灸临床研究方法

一、常用临床研究设计方法

（一）随机对照试验

随机对照试验（randomized controlled trial，RCT）是在人群中进行的前瞻性的、用于评估医学干预措施效果的临床研究方法。按照随机分组的方法，使每位研究对象有同等的机会被分入试验组和对照组，试验组实施治疗措施，对照组实施对照措施或仅给予安慰剂，在相同条件下，应用客观效应指标，经一段时间随访观察后，比较两组的差别。

1. 解释性随机对照试验（eRCT）　其设计在于能够控制所有可能存在的混杂因素的影响，从而精确测评与安慰剂或阳性对照相比其干预措施的特定疗效。这种方法的优点是可用于研究某种具体干预措施与效力之间的因果关系，缺点则是可能不适用于评估受特定环境因素影响的复杂个体化治疗的疗效。解释性随机对照试验也常用于检测在理想条件下，某种单一疗法对经过精选的同类人群的疗效。这种情况通常不能在"真实世界"的临床实践中推广。

2. 实用型随机对照试验（pRCT）　与 eRCT 相比，pRCT 对各种因素的控制相对宽松，并且不试图排除治疗的背景效应。这种设计强调在"真实世界"中对异质性较高的人群采用以病人为中心的结局指标来检测某种疗法的实际效果。它的内部设计严谨度较低，因此无法建立某种特定疗法与效力的因果关系，但是 pRCT 比 eRCT 具有更高的外部真实性和外推性。

（二）队列研究

队列研究（cohort study）最早用于研究与疾病发生相关的病因或危险因素，将一群研究对象按是否暴露于某个研究因素分为暴露组和非暴露组，随访一定时间，比较两组之间所研究疾病或结局发生率的差异，以研究这个（些）暴露因素与疾病或结局之间的关系。20 世纪 80 年代，人们开始将队列研究用于医疗防治措施的评价，暴露指具有预防保健或治疗作用的医疗措施，研究目的也从最初疾病发生、发展、死亡等转为治疗结局的评价。治疗性队列研究是指将特定患病人群根据是否接受某种（类）治疗措施或接受不同类别的治疗措施分为不同的亚组，然后追踪观察一定时间，比较治疗组和对照组结局事件的发生率（如病死率）或治愈率的差异。注册研究（registry study）和数据库研究（databases research）是近几年在中医药疗效研究中新兴的队列研究。

（三）病例对照研究

病例对照研究（case-control study）属于临床流行病学的观察性研究方法，是因果关联推论的一种分析性研究。其将现在确诊的患有某种特定疾病的患者作为病例，以未患该病但具有可比性的个体作为对照，通过询问、实验室检查或复查病史，搜集既往各种可能的危险因素的暴露史，测量并比较病例组与对照组中各因素的暴露比例，经统计学检验，若两组差别有意义，则可认为因素与疾病之间存在着统计学上的关联。经典的病例对照研究主要用于病因推论。

目前，也有学者将该方法从病因与危险因素研究逐步扩大到疗效评价。此时，研究对象的临床结局（如治愈和未治愈、好转和无好转）成为分组的依据（而不是患病情况），既往的暴露因素为接受的治疗措施（而不是既往暴露的危险因素），通过比较两组不同结局患者既往治疗措施的不同，推论既往的治疗（暴露）和结局（病例）之间是否相关。

（四）病例系列研究

病例系列研究（case series，CS）是对单个病例报告的集中描述与分析，一般包含10个以上病例的详尽临床报告，包括临床表现（症状、体征和实验室检查结果）、治疗、治疗后的反应及结局，是对多年积累病例的一种总结。其目的在于通过探讨一组群体的详细临床资料或病史记录，观察、分析干预措施与结果之间的关联。

（五）真实世界研究

真实世界研究（real world study，RWS）属于效果研究的范畴，起源于实用性随机对照试验，是指在较大的样本量（覆盖具有代表性的更广大受试人群）的基础上，根据患者的实际病情和意愿非随机选择治疗措施，开展长期评价，并注重有意义的结局治疗，以进一步评价干预措施的外部有效性和安全性。真实世界研究旨在获得更符合临床实际的证据，使研究结果更易转化到临床实践中。真实世界研究的结论现已被广泛用于医药政策的制定、临床防治措施效益的评估、临床防治指南的更新以及上市药品和医疗器械安全性和有效性的再评价。

传统解释性随机对照试验在有别于临床实际的理想环境下开展，强调控制混杂因素和优化数据质量，原则上不属于真实世界研究范畴。然而部分干预性研究，在传统解释性随机对照试验严格设计的基础上，兼具更多贴近临床实际的"实效性"特点，如通过电子健康档案、医疗索赔数据等途径收集真实临床场景下的医疗数据，属于真实世界研究范畴。这类研究将干预性设计融入日常医疗情境，旨在提高研究结果在医疗实践中的适用性，目前将其称之为实用性随机对照试验。除此之外，真实世界研究也可以是前瞻性或回顾性的观察性研究，包括队列研究、病例对照研究、病例系列研究等。

二、临床研究设计的基本原则

（一）随机

随机（random）又称随机化，在抽样研究中用于抽取或分配样本的方法。每一个符合标准的研究对象或观察单位都有完全均等的概率被抽取或分配到某一组，而不受研究者或研究对象主观意愿所左右。随机方法在临床科研中甚为重要，主要运用于分组环节，称为随机分组或随机分配。随机分组是使总体中每一个研究对象都有同等机会被分配到各个组别，以确保组间样本的均衡性。

随机分配研究对象的过程包括两个重要步骤：产生随机分配序列和隐藏随机分配方案。

1. 随机分组方法 生成随机序列的方法主要有简单随机法、区组随机法和分层随机法三种。

（1）简单随机法（simple randomization） 常通过抛硬币、抽签、掷骰子等方法，目前常用的方法为随机数字表、计算机随机编码等方法。随机数字表在试验例数较少时是一种简单可行的方法；在样本量较大的针灸临床试验中，常采用统计软件的随机化功能，事先给出种子数，进行随机化分配，常用统计软件有 SPSS、SAS 和 Excel 等。

简单随机法未对主要的影响因素加以控制，对病例分配比例的控制存在不足，特别是多中心研究中，各研究中心内每组的患者例数甚至可能相当悬殊。

①随机数字表：随机数字表是根据随机抽样的原理编制而成，在统计学教材中均可查阅。将纳入的研究对象依先后顺序编号，任选随机数字表中一个数为起点，查取方向可向上或向下，向左或向右。将表内的数字按顺序抄下，与纳入的研究对象编号配对。

示例：两组样本分配，如观察 20 例（编号 1~20）膝骨关节炎患者，一组以针刺为试验组，另一组给予假针刺。从随机数字表任一行开始［以第 11 行第 1 个数（57）计］，按序查找，凡小于或等于 20 的数标记，查够 10 个数；将这 10 个数对应编号的患者列为一组，余下患者为另一组（查表中重复数字舍去），见表 4-1。

表 4-1 随机数字表

57	35	27	33	72	24	53	63	94	09	41
10	76	47	91	44	04	95	49	66	39	60
04	59	81	48	50	86	54	48	22	06	34
72	52	82	21	15	65	20	33	29	94	71
11	15	91	29	12	03	61	96	48	95	03
07										

②电子计算机随机编码：利用计算机或计算器产生随机数字实现随机化，是大样本

研究中最常用的一种方法。利用电子计算机中的随机编码 0.000~0.999，可进行随机分组，如果决定 0.5 以下的编号为试验组（即 0.001~0.500）那么>0.5 就属于对照组（0.501~0.999）。

（2）区组随机法（block randomization）　是将研究对象首先划分为例数相等的区组，然后在每一组内完成简单随机分组。在多中心研究中，按研究中心分层的区组随机方法已广泛应用。其基本过程如下：

①根据试验的组数，选择合适的区组。区组数是每个区组的病例数，一般区组数为组数的倍数，如果有两个组别（试验组和对照组），区组数可选择 2、4、6……但区组数越多，越难控制组间例数的平衡。

②根据选择的区组数，进行排列组合以确定每个区组中病例进入各研究组的顺序，如区组数为 4，组别分别为试验组 A 和对照组 B，则有 6 种组合，即 AABB、BBAA、ABBA、BAAB、BABA、ABAB。

③采用随机数字表确定 6 种组合的顺序，或每次随机抽取一种组合，如 6 种组合顺序为 AABB、ABBA、ABAB、BAAB、BBAA、BABA。

④根据选择的组合，将患者依次入组。如前 4 个患者按照第一区组的 AABB 顺序依次进入试验组、试验组、对照组、对照组，接下来 4 个患者则按照第二区组的 ABBA 依次进入试验组、对照组、对照组、试验组。

⑤重复上述过程，直到所有的患者均入组为止。

区组随机法能保证各组间例数相等，增加组间可比性，如果临时中止试验，则不会造成组间例数相差太大而致偏倚。如针刺治疗膝骨关节炎的多中心研究，采用常规针刺和假针刺，治疗组与对照组的比例为 1∶1，样本含量为 240 例，随机过程中区组长度则可设置为 6（患者纳入时，每 6 例入选的患者中均包含 3 例试验组和 3 例对照组病例）。在一个试验中，区组长度可以是固定的，也可以不固定。如在一项针灸治疗膝骨关节炎病的临床试验中，将受试者分为常规针刺组、激光针刺组和假激光针刺组 3 组，区组长度设置为 6~12。

（3）分层随机法（stratified randomization）　是指选出对研究结果具有重要影响的因素，并按照研究对象的特征先进行分层，然后再在各层中采用具体的随机化方法。在分层随机分组中，主要以研究对象中某些可能产生混杂作用的特征作为分层因素，如针灸师、病情轻重程度、年龄、性别等。分层随机能够有效地控制主要影响因素对研究结果的作用，需注意分层因素不宜过多。例如在针对膝骨关节炎的治疗效果研究中，不同病情程度的患者可能存在不同的治疗效应，为了保证组间病变程度的可比性，研究者可首先将患者按照病变程度分为轻、中、重三层，之后再于每一层完成随机分组。

选择分层因素有三个原则：一是必须遵循最小化原则，分层因素应控制在最低限度，不宜过多；二是选择与疾病结局或并发症发生有重要关系的因素；三是选择对研究疾病预后有显著的影响因素。

以上随机方法属于非动态随机，目前的研究已逐步引入动态随机化的方法。动态随机化指在试验随机分组的过程中，每位受试者分到各组的概率不是固定不变的，而是根据一定的条件进行调整的方法，它能够保证各试验组之间例数和某些重要的预后因素接近一致。

2. 隐藏随机分配方案 临床研究若要实现真正随机，除了采用随机法产生不可预测的随机分配方案，还应该注意隐藏随机分配方案，即研究对象和选择合格研究对象的研究员不能预先知道下一位研究对象的分配方案，以防止选择性偏倚。通常采用的分配隐藏方法有第三方分配法（如采用中心电话随机系统等）、编码容器分配法（如密封的标有连续数字的不透明信封等）。

（二）对照

对照（control）是试验设计中首要的基本原则，是指在研究过程中，确立可供相互比较的组别，即试验组与对照组，并对所研究的某一环节进行比较观察。设立对照的目的是控制各种混杂因素，鉴别处理因素与非处理因素之间的差异，消除和减少误差，提高研究结果的真实性和可靠性。在以人为研究对象时，研究结果的影响因素很复杂，如气候、饮食、社会状况、个体禀赋、心理活动等，可存在不能预知结局的因素（个体差异）、霍桑效应（成为受重视的研究对象的人改变其行为）、安慰剂效应（过度依赖医药产生的正心理效应）。

对照的种类有很多，可根据研究目的和内容加以选择。

1. 按照设计方案的分类设置对照 按照临床研究设计方案分类，对照主要分为同期随机对照、自身对照、交叉对照、配对对照、非随机同期对照和历史对照。

（1）同期随机对照（concurrent randomized control） 指按严格规定的随机化方法将研究对象同期分配到试验组和对照组。同期随机对照采用本设计类型更有利于资料的统计分析。

随机化分组方法能够较好地保证各组之间的均衡性，避免潜在未知因素对试验结果的影响，由于同时对各组进行观察，可有效避免试验先后顺序对结果的影响。试验中设计对照组，故样本量增大，某些情况下可能涉及医德方面的问题。目前，针灸临床研究最主要的研究方案是同期随机对照研究。

（2）自身对照（self control） 将一组受试对象分为前后两个阶段，分别施加不同的干预措施，然后比较两个阶段的两种处理效应的差异。一般在前一阶段结束后应有一段时间间隔，称为洗脱期。设置洗脱期是为了避免前一阶段的处理效应对后一阶段产生影响。

自身对照主要适用于慢性发作性疾病的治疗性研究。该类疾病病程长，病情变化不大，允许进行分阶段处理与观察。采用自身对照可消除个体差异，减少一半样本量，保证每个受试者对象都接受有效治疗的处理。其缺点是难以保证两个阶段的病情完全一致，可能存在处理前后对结果有影响。

（3）交叉对照（cross-over control） 将两组受试对象分两个阶段进行试验。如第一组第一阶段试验 A 措施，间隔一段洗脱期后再试验 B 措施；第二组第一阶段试验 B 措施，间隔一段洗脱期后再试验 A 措施，然后对比 A、B 两种措施的效果。

交叉对照同样可保证每个受试对象均接受有效治疗的处理，消除个体差异，提高统计效率，并可以避免试验先后顺序对结果的影响；但该方法也主要局限于慢性复发性疾病。

（4）配对对照（matching control）　以可能对研究结果产生影响的混杂因素（如年龄、性别、病情等）为配比条件，为每一个试验对象选配一个以上的对照。通常采用1∶1或1∶2配对。其优点是可以保证比较组之间在这些主要影响因素上的均衡性，避免已知混杂因素对结果的影响。

（5）非随机同期对照（non-randomized concurrent control）　有同期对照，但试验组与对照组未严格按随机化原则进行分组。例如在多中心临床试验中，以一个医院的对象作为试验组，另一个医院的对象作为对照组进行比较。其优点是设置简便易行，易为医生和患者接受；缺点是由于非随机分配，可能因选择偏倚导致两组基线情况不一致，可比性差。

（6）历史对照（historical control）　试验仅设一组接受新干预措施的受试对象，并将该组的处理效果与过去采用的旧干预措施的效果进行比较，故历史对照属于非随机、非同期对照。历史对照可通过查阅医学文献和医院病历记录获得。其优点是节省时间、经费，不存在医德问题；缺点是既往资料中的研究对象、条件、环境都很难与本次试验保持一致，可比性差，一般不采用。在特殊情况下，如对一些预后极差的疾病，采用历史对照还是有一定说服力的。如恶性肿瘤单用手术治疗，预后极差，随着化疗和放疗的进展，联合化疗的有效率为70%~90%，对两个历史阶段中同一疾病的不同治疗效果进行历史对照，证明现在的治疗效果明显提高，预后显著改善，为人们公认。

2. 按干预措施性质设置对照　在以上各种对照设置方案中，试验组的处理一般是施加某种需要评价的干预措施（处理因素），而对照组也需要采用相应的对照措施（对照因素）。目前使用较多的对照措施有安慰对照、有效对照、空白对照等。

（1）安慰对照（placebo control）　对照组在物理特征如外观、味道等方面与治疗组一致，但采用的是不具有真正治疗效应的制剂。在临床药物试验中，常采用色、形、味与试验的新药完全相同的制剂，如淀粉、乳糖、维生素等。安慰剂对照可产生安慰效应，采用安慰剂对照的目的是消除主观因素的影响，便于盲法的实施。由于安慰剂不具有真正治疗的作用，故临床研究适用于病情较轻、稳定的疾病。受可操作性、研究水平和伦理等方面的制约，设置较为理想的安慰对照并非易事。

针灸临床试验面临的棘手问题就是安慰针对照，由于针灸治疗必须依靠医生进行，医疗护理、医患关系、医患的愿望与信念等都会产生较强的非特异性作用，会影响针灸治疗作用的准确评估。常见的针灸安慰对照各有特色和不足，详见表4-2，临床可根据实际灵活选用。如安慰针具在无特异性治疗作用、实现盲法、安全性方面表现突出，可以使用在四肢、腹部等腧穴，但一些斜刺、平刺的腧穴有所限制。这时，可以考虑用非穴浅刺。浅刺针对人体具有一定刺激性，但较轻微，操作简便，适用人体大部分腧穴，但其操作会影响对患者的盲蔽作用。非穴深刺对患者盲蔽能力强，便于操作，但可能存在对疾病的治疗作用，从而低估治疗组的作用。

表 4-2　针灸临床研究中常见针灸安慰对照

对照类型	实施措施方法
非腧穴对照	非经非穴：在治疗腧穴旁开或两经中点或远离治疗腧穴的远端非穴。具体实施分为以下两种： ①非穴常规针刺：与试验组类似的深度。优点：盲蔽患者； ②非穴浅刺：位置为皮下，不要求得气，刺激极轻。优点：针刺量小，无特异性作用
腧穴浅刺对照	针浅刺入皮下（1~4mm），不给予操作手法，不得气，刺激轻； 基于针刺深度及手法刺激为针刺有效因素设计，是否属于有效治疗还是无效对照，存在争议
非病症相关的腧穴对照	对所治疗的疾病没有作用或作用极小的腧穴常规针刺 优点：操作与治疗组外观相同； 缺点：可能因非治疗腧穴选择不当影响疗效检验
安慰针具对照	①安慰针具：针尖针头为钝形，在针头抵住皮肤稍加用力时，针身逐渐滑入针柄而缩短，给人一种刺入皮下的错觉，其针身通过托环固定于腧穴点上； ②假电极法：电极片放置于腧穴上，但没有电流真正通过或告知受试者正接受阈下电流刺激，患者感觉不到电流或肌肉跳动； ③假电针法：为非穴浅刺或假刺加假电流的对照治疗，即用毫针刺于真腧穴旁边，避免得气感觉，之后再加上相同的电针仪连线，但没有电流通过，看不到肌肉跳动； ④假激光针刺对照：在腧穴给予假激光治疗，令受试者在心理上接受有针灸治疗，实际上没有任何实施治疗手段； ⑤安慰灸具：采用麦麸等非艾绒类灸材制作成的安慰灸具，或者在艾绒与皮肤之间添加隔板的安慰灸具。前者是基于艾绒为有效因素设计的，后者是基于热量和艾烟均为有效因素进行设计

（2）有效对照（valid control/effective control）　也称阳性对照，即以目前临床公认的有效处理方法（如治疗某病常规、有效的方法）施加给对照组，然后与试验组处理措施（新治疗方法）的效果相比较。如在针灸治疗功能性消化不良的临床研究中，伊托必利可作为有效对照。该方法给对照组的处理措施效果稳定，试验期间能保证对照组接受合理的治疗，故会较少引起伦理方面的问题，也是临床治疗性研究中经常采用的对照方法。在针灸临床试验中，多数有效治疗和针灸的治疗方式不同。因此，有效对照的缺点是不能盲蔽患者，故临床研究可以实施双模拟，即在两个组中联合使用不同的安慰措施进行治疗。如针灸治疗偏头痛的随机对照试验中，试验组使用常规针刺加安慰药物，对照组使用安慰针刺加氟桂利嗪，在治疗的形式上保持一致。

（3）空白对照（blank control）　即对照组不予任何处理，仅对其进行观察、记录结果。试验组与空白对照组的受试者分配必须遵循随机化的原则。空白对照由于受试者未得到有效治疗，故本法仅用于病情较轻、稳定，即便不给予治疗也不会导致在试验期间病情恶化的疾病，否则将产生伦理方面的问题。与安慰剂对照相比，由于空白对照不接受任何处理，所以盲法无法执行，可能会影响试验结果的正确评价。其优点是可以追踪疾病的自然发展历史和评估疾病的自愈情况。

等待治疗（waitinglist）是空白对照的演变，即在试验干预阶段，不给予对照组任何与针灸相关的治疗，干预结束后再给予相应针刺治疗。该对照是出于对伦理及可行性方面的考虑。如在针灸治疗膝骨关节炎的临床试验中，干预周期为8周，等待治疗组在8周的干预阶段不接受针刺治疗，在8周之后接受与试验组相同的针刺治疗。

（三）盲法

盲法（blind）是指在临床试验过程中，指标的测量、数据的收集和结论的形成等均在不知晓研究对象所在组别以及接受何种措施的前提下进行。临床试验中测量的偏倚既可来自研究人员方面，也可产生于研究对象方面。设置盲法就是为了克服来自研究人员和研究对象的主观因素所导致的偏倚。临床研究中要求对每一个研究对象的诊断、疗效或预后等做出准确、可靠的测量和评价，否则将出现测量偏倚，导致研究结果偏倚真实值。

1. 盲法的分类 盲法试验的基本原则是让受试对象和/或研究人员不知道哪些人接受的是新试验措施，哪些人接受的是对照措施。在临床研究中，常涉及研究对象、干预措施执行者、结局测量者、统计分析者，根据"盲"的对象不同，在对结局评价者和统计分析者设盲的基础上一般可将盲法分为单盲、双盲。

（1）单盲（single blind） 指研究对象的分组和所施加的处理因素（如选用针刺治疗）情况，只有研究者知道，而受试者不知道。单盲主要是盲研究对象。其优点：①方法简单，容易执行。②干预措施执行者和结果测量者知道受试对象的分组情况，有利于更好地观察掌握病情，一旦发生病情变化，可及时、恰当地调整处理方案或采取其他干预措施，使受试者在试验中的安全更加有保证。③减少了因受试对象主观因素对研究结果的影响。其缺点是不能避免研究方主观因素造成的影响。

（2）双盲（double blind） 主要是指受试对象和试验执行者（干预措施执行者及结果测量者）双方均不知道分组情况，不知道受试者接受的是哪一种干预措施。双盲增强了研究的科学性，有严格的管理制度和方法，组织周密，操作规范，需要有局外的管理、监督者，他们不直接参加临床研究的观测和数据收集，仅参与研究设计、资料保管、分析等。待试验结束后方能揭盲，要求各种治疗的外观、方法、次数一致。临床药物试验常采用双盲法形式。其优点是可避免受试对象和试验执行者主观的偏倚因素对试验结果的影响。其缺点是管理缺乏灵活性，有特殊副作用的药物容易被破盲，不适用于危重患者，针灸临床试验需要执行者知道治疗方案，故无法对试验执行者实行盲法。

2. 非盲法评定 又称为开放性试验（open trial），即受试对象和研究者均知道试验组和对照组的分组情况，以及给予的干预措施。临床研究中比较手术疗法和保守治疗的疗效、探讨针灸疗法或功能训练的疗效、评定生活习惯（运动、吸烟、饮食）对疾病的影响等，这些情况下盲法难以实施，只能采用非盲法评定。另外，如临床试验的效应指标是明确的硬指标（如存活或死亡），很少受主观因素影响，采用非盲法评价也可以获得较满意结果。

针灸临床研究中，研究对象、医护提供者、数据收集者、结局评判者和数据分析者可能因为知晓治疗分配情况而给试验带来偏倚。例如医者针灸操作的特殊性和环境的限制，未使用单间治疗室或屏风遮挡，结局评判时可能会破盲。

（四）均衡

均衡（balance）是指各种可能产生混杂效应的非试验因素对各组的影响相等。均衡的意义在于使非处理因素在组间达到均衡性或可比性，提高结论的真实性。均衡越好，研究越真实可靠。临床试验主要非处理因素包括年龄、性别、体重、病情、病程、病期、病史、家族史、工作环境、生活状况等。

均衡与随机、对照、盲法关系密切，其中对照是均衡的前提，随机分组可使组间达到均衡，组间均衡与基线一致是对照的基础，盲法也可消除主观因素和心理因素造成的不均衡。因此均衡是针灸临床试验的前提，在撰写研究报告时，应首先说明对主要非处理因素的统计分析结果以及组间是否均衡。

（五）重复

重复（replication）是指在相同试验条件下，进行多次试验或观察的过程。一定数量的重复测量才能把研究总体真实客观的规律显示出来，对抽样误差做出客观估计。重复有两方面含义：一是指有足够大的样本量，减少抽样误差，保证试验结果的真实性；二是指任何试验结果需经过重复试验，以检查其结果的稳定性和可靠性。

1. 决定重复数（样本数）的因素　决定重复数（样本量）的因素：①处理的效果：效应越高，样本数越少。②试验误差：误差越大，样本数越多。③资料性质：定量指标需要的样本数少，定性资料需要的样本数多。④抽样误差：误差越大，样本数越多。⑤显著性检验要求的水平：P值越小，样本数越多。⑥试验结果的可能性：可能性越大，样本数越少。

2. 样本含量估算方法　样本量是通过一定样本含量的重复实现的。样本含量可以通过公式计算，若样本量不足，可重复性差，检验效能低，不能排除偶然因素的影响，其结论缺乏科学性、真实性；若样本含量过大，试验条件难以严格控制，容易造成人力、物力、财力资源的浪费。合理的样本含量能够保证结果的稳定性，使假设检验达到预定的目的，避免把个别情况误认为普遍情况，把偶然或巧合的现象当作必然的规律。针灸临床研究中可根据不同的研究问题、不同的研究方法，确定样本含量。样本含量估算常用公式计算法，具体有以下几个步骤：

（1）**明确设计方法**　任何临床试验，其设计方案是首先需要确定的，不同的临床科研设计方法，如平行对照设计、交叉对照设计等，其样本含量的评估方法不相同。

（2）确定资料类型　临床设计方案确定后，因为样本估计方法与数据类型有关，故需要确定临床试验所得数据的类型，例如计量（数值）、计数（无序分类）、等级（有序分类）。

（3）假设检验（差异性检验、非劣效性检验和等效检验）和主要指标的特性（计数资料和计量资料）　例如两组平行对照设计将针刺治疗组与安慰剂或阳性药物对比，评价针刺的有效性和安全性。差异性检验是评价针刺与安慰剂比较是否存在临床差异。等效检验多是针刺治疗组是否与现有公认有效药物有同等疗效。非劣效检验多是检验针刺治疗的疗效是否不差于现有公认有效药物的疗效。

（4）确定基本参数　在估计样本含量之前，首先要对以下几个参数加以确定或做出估计。

①临床有意义的差值（δ）：所比较的两总体参数值相差多大以上才有临床意义，又称为组间效应的差异程度。δ是根据试验目的人为规定的，但必须有一定的专业依据。习惯上把δ称为分辨力或区分度。组间差异越大，所需要的病例数越少；反之，则所需要观察的病例数较多。当缺乏干预手段的疗效数据时，可以用希望得到的具有临床意义的差值来推测其疗效。若数值为变量时，δ可为有临床意义的均数差值、试验前后之差等。若为分类资料，δ可为有临床意义的有效率、患病率等率的差。两个总体均数间的差异$\delta\mu_1 - \mu_2$，两总体率间的差值$\delta = \pi_1 - \pi_2$。

②研究指标：如总体均数、总体π的估计值，样本均数μ、标准差及样本率，这些值来源于以往的试验，通过查阅文献资料提供，或从研究者所做的预试验结果中获取。

③Ⅰ型错误（α错误）的概率：指组间差异实际上不存在，统计推断的结果却错误地承认组间差异的存在，又称假阳性。进行统计推断时，研究者需要对允许犯Ⅰ型错误的大小做出规定，通常是$\alpha \leq 0.05$。α值越小，所需样本含量越大。通常取双侧或单侧。

④Ⅱ型错误（β错误）出现的概率：$1-\beta$又称统计效能或把握度。Ⅱ型错误指的是，当组间的差异确实存在时，统计推断却不承认该差异的存在，也称为假阴性。β值越小，所需要的样本含量越大。根据实际情况，通常规定$\beta \leq 0.10$，必要时可取$\beta = 0.20$，一般$1-\beta$不能低于0.75。通常取单侧。

⑤明确单侧或双侧：单侧检验所需样本量小，双侧检验所需样本量大。

（5）样本含量估算常用方法　可以利用统计软件完成样本含量的计算，目前常用的样本含量估算软件有nQuery Advisor+nTerim、PASS、SAS、SASA等，也可以按设计方案、资料类型来选择样本含量计算公式进行计算。常用样本含量估算公式见表4-3。

表 4-3　常用样本含量估算公式

假设检验类型	公式	公式参数说明
两独立样本均数比较		
差异性检验	$n=\left[\dfrac{(z_\alpha+z_\beta)\ \sigma}{\delta}\right]^2 (Q_1^{-1}+Q_2^{-1})$	μ_1、μ_2 分别是试验组和对照组的总体均数。$\delta = \mu_1-\mu_2$。σ 为两总体合并标准差
优效性	$n=\left[\dfrac{(z_\alpha+z_\beta)\ \sigma}{\delta-\Delta}\right]^2 (Q_1^{-1}+Q_2^{-1})$	
非劣效性试验	$n=\left[\dfrac{(z_\alpha+z_\beta)\ \sigma}{\delta+\Delta}\right]^2 (Q_1^{-1}+Q_2^{-1})$	
等效性试验	$n=\left[\dfrac{(z_{\alpha/2}+z_{\beta/2})\ \sigma}{\Delta-\delta}\right]^2 (Q_1^{-1}+Q_2^{-1})$	
两独立样本频率比较		
差异性检验	$n=\left[\dfrac{z_\alpha\ \sqrt{\pi_c\ (1-\pi_c)\ (Q_1^{-1}+Q_2^{-1})}+z_\beta\ \sqrt{\pi_1\ (1-\pi_1)\ /Q_1+\pi_2\ (1-\pi_2)\ /Q_2}}{\delta}\right]^2$	π_1、π_2 分别是试验组和对照组的阳性概率。$\delta=\pi_1-\pi_2$。π_c 为两总体合计概率，$\pi_c=\pi_1 Q_1+\pi_2 Q_2$
优效性	$n=\left[\dfrac{z_\alpha\ \sqrt{\pi_c\ (1-\pi_c)\ (Q_1^{-1}+Q_2^{-1})}+z_\beta\ \sqrt{\pi_1\ (1-\pi_1)\ /Q_1+\pi_2\ (1-\pi_2)\ /Q_2}}{\delta-\Delta}\right]^2$	
非劣效性试验	$n=\left[\dfrac{z_\alpha\ \sqrt{\pi_c\ (1-\pi_c)\ (Q_1^{-1}+Q_2^{-1})}+z_\beta\ \sqrt{\pi_1\ (1-\pi_1)\ /Q_1+\pi_2\ (1-\pi_2)\ /Q_2}}{\delta+\Delta}\right]^2$	
等效性试验	$n=\left[\dfrac{z_{\alpha/2}\ \sqrt{\pi_c\ (1-\pi_c)\ (Q_1^{-1}+Q_2^{-1})}+z_{\beta/2}\ \sqrt{\pi_1\ (1-\pi_1)\ /Q_1+\pi_2\ (1-\pi_2)\ /Q_2}}{\Delta-\delta}\right]^2$	

注：z_α、z_β 为标准正态分布的单侧临界值；$z_{\alpha/2}$、$z_{\beta/2}$ 为标准正态分布的双侧临界值。Q_1、Q_2 为样本比例，$Q_1=n_1/N$，$Q_2=n_2/N$。Δ 为非劣效/等效/优效界值。

（6）校正样本含量　由于估算的样本量是最少需要量，考虑到可能因受试者不合作、中途失访、意外死亡等情况出现而减少有效观察对象的例数，故在样本量估算时，还应考虑到样本脱失率，增加若干样本例数，一般脱失率为 10%～20%。

3. 应用举例　*Lancet* 2005 年发表了针灸治疗膝骨关节炎患者的多中心、随机对照、盲法（对受试者及数据分析者施行盲法）临床研究。该试验共招募患者 1100 例，其中 800 例在具体了解试验内容后主动退出或符合排除标准被剔除，最终 300 例患者进入随机分组。按照纳入及排除标准筛选出符合标准的 300 例患者，采用中央随机以 2∶1∶1 的比例将受试者随机分为真针刺组、假针刺组和等待治疗组，真针刺和假针刺组均每次治疗 30 分钟，共治疗 8 周，前 4 周为每周治疗 2 次，后 4 周为每周治疗 1 次，共接受 12 次治疗。真针刺组采用不固定的选穴方案，即在固定选穴的基础上配合自选穴，通过手法得气；假针刺组采用非穴浅刺法，在上下肢、肩胛以下选取非穴点进行针刺，无手法刺激。

该研究属于大样本随机对照试验，设计严谨，客观评价了针刺治疗膝骨关节炎的临床疗效。采用中央随机方法，按照 2∶1∶1 的比例进行随机分组，设置 1 个假针刺组，1 个等待治疗组作为对照组以验证针灸的效力。假针刺组采用非穴浅刺；空白对照组不给予任何干预措施，易导致该组患者脱落率增高，故设为等待治疗组，即针刺和假针刺组于 0~8 周进行干预，而等待治疗组则在 9~16 周进行干预，使第 8 周的测评起到空白对照的效果。采用受试者盲法，患者被告知："本试验要对比不同类型的针刺疗法，一种是中国传统的针刺，另一种虽然不符合中医传统理论，但在临床研究中也被证实有较好的疗效。"不会告知患者具体被分配到哪一组，并且不会提到"假针"之类可能引起患者怀疑其疗效的字眼。为了确定盲法实施的成功率，在研究结束时，请受试者判断自己属于何组，结果显示各组受试者判断的正确率无统计学差异，即患者不清楚自己的分组。

第三节　针灸临床研究范例

一、中风病

(一) 概述

中风病（脑卒中），是由于血管病变导致局部脑组织急性损伤而形成部分或全部的神经功能缺损的一类疾病，包括缺血性卒中和出血性卒中，是目前导致死亡和残疾的常见原因之一。缺血性卒中占脑卒中总发病的 70%~80%。缺血性脑卒中又称为脑梗死，由各种原因所致的局部脑组织区域血液供应障碍，导致脑组织缺血缺氧性病变坏死，进而产生临床上对应的神经功能缺失表现。按照疾病的病程发展，脑卒中分为急性期（发病后 2 周以内）、恢复期（2 周至 6 个月）和后遗症期（6 个月以后）。

中国多省市心血管病趋势及决定因素的人群监测资料显示，我国人群脑卒中发病率及死亡率与其他国家相比属较高水平，并且存在北高南低的地区差异，多数地区男性发病率高于女性。一项针对中国 17 个省市的大规模流行病学研究发现，脑血管疾病在男性人口死因顺位表中居第 3 位，在女性中居于第 2 位。近年来，中国心脑血管病的发病率上升显著，初步估计每年新发卒中超过 200 万人，死亡超过 150 万人，患病人数达到 600 万~700 万人。WHO 按现在的卒中死亡率预测，到 2030 年死亡人数将增加 4~5 倍。中国人群既往患有脑卒中的患者，再次复发率超过 17.7%。脑卒中的高发病率、高复发率、高致残率和高致死率，给患者家庭和社会造成了沉重的负担。有资料显示，我国每年用于治疗脑卒中的费用高达数百亿元人民币。脑卒中已经成为我国重要的疾病负担和重大的公共卫生问题，因此，探索脑卒中的危险因素及有效的防治措施，是国内外目前和今后一段时期努力的方向。

急性缺血性脑卒中诊断标准（依据 2018 年版《中国急性缺血性脑卒中诊治指南》）：

1. 急性起病。
2. 局灶神经功能缺损（一侧面部或肢体无力或麻木，语言障碍等），少数为全面神经功能缺损。

3. 影像学出现责任病灶或症状/体征持续 24 小时以上。

4. 排除非血管性病因。

5. 脑 CT/MRI 排除脑出血。

（二）干预方案

目前可检索到的与针灸治疗脑中风相关的临床指南有 2007 年版的《中国脑血管病防治指南》、2018 年版的《中国急性缺血性脑卒中诊治指南 2018》、2016 年美国心脏协会/美国中风协会（AHA/ASA）《2015 急性缺血性卒中患者早期血管内治疗（更新版）》、2018 年美国心脏协会/美国中风协会《2018 急性缺血性脑卒中早期管理指南》、2014 年首次制定的《女性中风预防指南》以及 Cochrane 发表的基于临床 RCT 研究的系统评价。

对 Cochrane 检索到的 4 篇系统评价及大样本临床研究分析，针刺治疗中风的方法是多样性的，包括手法针刺、电针针刺、手法与电针联合针刺；选穴也呈多样性，包括单纯头针、单纯体针、头针和体针联合使用。针刺数目为 1~27 不等，针刺时间为 15~40 分钟不等，治疗时长为 1~24 周不等。代表性干预方案见表 4-4。

表 4-4　代表性干预方案

试验名称	针刺方式	选穴	刺灸法	疗程	合并干预措施
Zhang (2015)	手针［针具规格：(0.38~0.42) mm×(15~40) mm］	主穴：水沟、内关、三阴交；配穴：百会、足三里、丰隆、太冲、尺泽、风池、气海	醒脑开窍针刺法，留针30分钟	每周 5 次，3 周，共 15 次	常规治疗
Chen (2014)	手针（针具规格：0.25mm×40mm）	头针：顶中线，病灶侧顶颞前斜线、顶颞后斜线；体针：肩髃、臑会、手三里、外关、中渚、承扶、殷门、委中、阳陵泉、承筋	常规针刺，以得气为度，头针留针 6~8 小时，体针留针30分钟	每周 5 次，8 周，共 40 次	常规治疗
Chou (2009)	电针（针具规格：0.28mm×25.4mm）	神门、内关	常规针刺，以得气为度，电针参数：1Hz，10~30mA，留针 20 分钟	每周 2 次，8 周，共 16 次	常规治疗
Chen (2016)	手针（针具规格：0.25mm×40mm）	头针：前中线，以及病灶侧 MS-6 和 MS-7；体针：肩髃、曲池、手三里、外关、合谷、梁丘、足三里、阳陵泉、三阴交、丰隆、解溪、太冲	常规针刺，以得气为度，头针留针 4 小时，体针留针 30 分钟	每周 6 次，3 周，共 18 次	常规治疗

（三）对照设置

目前针刺治疗中风的 RCT 临床试验中主要以基础治疗作为对照组干预方法，仅有个别 RCT 临床试验是以假针刺作为对照组干预方法。常见的对照设置有假针刺加基础治疗，假针刺设计无电流的假电针，或者在穴位处浅刺。

表 4-5　代表性对照设置

试验名称	对照类型	操作方法
Zhuang LX（2012）	阳性对照	Bobath 技术（主要采取抑制异常姿势，促进正常姿势的发育和恢复的方法）
Bai YL（2013）	阳性对照	肌肉松弛阶段：正确的肢体位置，被动关节运动，正确的翻身方式，卧姿坐姿转换，屈曲，神经肌肉关节促进法，每次 45 分钟，每周 6 次，连续 4 周； 肌肉痉挛阶段：肢体反痉挛位置放置，躯干肌牵拉，平稳坐位，坐位、立位转换，平稳站立，行走和上肢控制，每次 45 分钟，每周 6 次，连续 4 周
Zhang S（2015）	空白对照	试验组接受针刺治疗合并常规治疗，对照组仅接受常规治疗（抗血栓形成药物，预防并发症，康复治疗）
Hopwood V（2008）	安慰对照	穴位连接电针仪器，但是没有电流输出

（四）评价指标

中风评价指标的选择主要由研究目的决定，一般将与研究目的最紧密的指标设定为主要指标。

针刺治疗中风的结局指标主要包括针刺结束后的后遗症评价、特异性评价、整体性评价。后遗症通过 Barthel 评分（Barthel index，BI）或修正后的 Barthel 评分（modified Barthel index，MBI）来评价，特异性评价包括生活自理量表（physical self-maintenance scale，PSMS）联合日常基本生活能力（instrumental activities of daily living scale，IADL）。整体性评价主要包括美国中风健康量表（the national institute of health stroke scale，NIHSS）和中国中风恢复量表（Chinese stroke recovery scale 1，CSRS1）。

特异性指标包括运动、感觉、睡眠等方面。生活质量可用 36 项简短健康问卷（36-item short-form health survey，SF-36）和中风专用生活质量量表（stroke-specific quality of life scale，SS-QOL）予以评价。运动障碍可用 Fugl-Meyer 评分（Fugl-Meyer assessment，FMA）、运动评价量表（motor assessment scale，MAS）评价。认知障碍可用简短精神状态检查（mini-mental state examination，MMSE）、蒙特利尔认知评估量表（Montreal cognitive assessment scale，MoCA）评价。抑郁可用汉密尔顿抑郁量表（Hamilton depression scale，HAMD）和中医抑郁症状积分（symptoms of Traditional Chinese Medicine depression scale）评价。吞咽障碍可用饮水试验来评价。

（五）有效性分析

针刺治疗中风主要体现在降低死亡率和致残率上，在有效性分析时应对治疗后或随访后的生命长度及生活质量各方面做重点研究。系统评价或 meta 分析结果显示尚没有足够的证据证明针刺治疗中风有效。目前仍缺乏高质量的文献证据支撑，仅有极少数的中等证据，且大多文献质量偏低。因此，针刺治疗中风的有效性分析应建立在严谨的试验设计和合理的数据统计之上。

（六）机制探讨

1. 调节神经化学物质的释放 急性中风所致偏瘫患者的四肢运动能力和生活能力可被电针刺激提高，电针的这种治疗作用与降低患者血清中神经特异性烯醇（NSE）、S100B 蛋白和内皮素（ET）的水平有关。蛋白质组学研究发现中风患者接受电针刺激后，血清中丝氨酸蛋白酶抑制剂 G1 表达下降，同时凝溶胶蛋白、补体 I、补体 C3、补体 C4B 和 β2 糖蛋白 1 表达上调，这表明电针可以对中风患者血清中多种蛋白起到不同的调节作用。

2. 调节血流动力学 针刺可调节脑血管的舒缩运动，促进脑侧支循环的启动和血管重建，改善脑缺血缺氧状态。研究发现针刺能够诱导大脑微血管血流灌注量的改变，从而改变血压和心血管活动，最终影响脑循环。采用激光多普勒血流仪，发现针刺可以增加脑卒中患者患侧脑区微血管血流中的血液成分，降低血流阻力。同时，光谱分析揭示卒中患者患侧脑血管舒张可以减低交感神经活动。

3. 调节相关脑区代谢 针刺可以调节缺血性卒中患者大脑相关功能区的葡萄糖代谢，活化脑区结构，诱发可塑性。采用经颅磁刺激，发现针刺治疗后，脑卒中患者运动皮层可观察到持久的功能变化。

4. 抑制炎症反应和细胞凋亡 针刺能够通过抑制 Toll 样受体 4/核因子 κB（TLR4/NF-κB）通路发挥抗炎作用，继而改善脑卒中导致的认知损害。Hong 等人研究发现针刺可以通过视黄酸信号通路促进神经功能恢复。Kim 等使用电针刺激局部脑缺血小鼠，发现电针可促进其组织和功能恢复，研究表明该作用可能与乙酰胆碱/内皮型一氧化氮合酶（Ach/eNOS）调节的脑灌注量增加有关。Chen 等研究发现针刺可以激活磷脂酰肌醇-3 激酶/蛋白激酶 B（PI3K/Akt）信号通路，继而抑制脑细胞凋亡，增加血清脑源性神经营养因子、神经胶质细胞源性的神经营养因子的分泌水平，从而缓解脑损伤。

5. 刺激神经再生和血管再生 针刺被报道可以提高大脑缺血区边缘的神经再生能力，同时促进海马齿状回的细胞增生。Du 等采用电针刺激缺血性卒中大鼠后，检测到缺血区边缘有血管再生和提高的脑血流量。

（七）问题与展望

针刺作为传统中医疗法已经传承了上千年，在改善中风病临床症状方面积累了丰富的经验，但由于现在所发表的文献方法学质量不高，其中关于随机方法、分配隐藏、结局评价、试验设盲等方面存在不同程度的发表偏倚；许多研究没有提供关于中风患者基线特征的相关信息，导致目前没有足够证据支持针灸在中风患者中可以作为常规手段进行治疗，进一步限制了针灸的推广。

设计科学严谨的试验方案，将为针刺治疗中风病提供高质量的证据，也有益于针灸作为绿色疗法加以推广应用。

二、偏头痛

（一）概况

偏头痛是一种常见的神经血管性疾患，以反复发作的一侧或双侧搏动性头痛为特点，发作时多有自主神经症状，如恶心呕吐、面色苍白、心率及呼吸加快、胃肠道功能紊乱等。该病多于儿童期或青春期起病，中青年期达发病高峰。女性较男性多见，常与月经周期有关，通常在怀孕期间，偏头痛的影响会减弱。约 60% 的偏头痛患者有家族史。偏头痛属于中医学"头风"范畴，以反复发作，或左或右、来去突然的剧烈头痛为主要表现，有时表现为周期性呕吐或腹痛。本病在中医古代文献中多被称为"偏头风""偏正头风""偏头痛""偏正头痛""偏头风痛"等。

流行病学调查显示，偏头痛发病率西方国家较高，欧美国家为 1500～2000/10 万人，中国为 732.1/10 万人；男女患者的比例国外为 1 :（2～3），中国为 1 : 4。白人的偏头痛发病率最高，非洲裔其次，亚洲裔最低。患病年龄国外以 25～45 多见、中国以 20～45 多见。2011 年中国一项偏头痛流行病学调查研究表明，本病人群患病率为 9.3%，男性为 5.0%～6.9%，女性为 11.5%～14.1%。

诊断标准参考国际头痛协会（International Headache Society，IHS）于 2013 年 7 月颁布的第三版头痛疾患的国际分类标准，即 ICHD-3（beta 版）。

1. 无先兆性偏头痛诊断标准

A. 符合 B-D 特征的至少 5 次发作。

B. 头痛发作（未经治疗或治疗无效）持续 4～72 小时。

C. 至少有下列中的 2 项头痛特征：①单侧性。②搏动性。③中或重度疼痛。④日常活动（如走路或爬楼梯）会加重头痛或因此而避免此类日常活动。

D. 头痛过程中至少伴随下列 1 项：①恶心和（或）呕吐。②畏光和畏声。

E. 不能归因于其他疾病。

2. 伴典型先兆的偏头痛的诊断标准

A. 符合 B 至 D 特征的至少 2 次发作。

B. 先兆至少有下列的 1 种表现，没有运动无力症状：①完全可逆的视觉症状，包括阳性表现（如闪光、亮点、亮线）和（或）阴性表现（视野缺损）。②完全可逆的感觉异常，包括阳性表现（如针刺感）和（或）阴性表现（麻木）。③完全可逆的言语功能障碍。

C. 至少满足下列 2 项：①同向视觉症状和（或）单侧感觉症状。②至少 1 个先兆症状逐渐发展的过程≥5 分。③每个症状持续 5～60 分钟。

D. 在先兆症状同时或在先兆发生后 60 分钟内出现头痛，头痛符合无先兆症状偏头痛诊断标准 B 至 D 项。

　　E. 不能归因于其他疾病。

（二）干预方案

　　目前，针灸治疗偏头痛的随机对照试验研究中，常选用单纯毫针刺法或电针法，取穴方法为局部配合远端取穴，或根据头痛部位进行辨经取穴。

　　通过检索有关针刺治疗偏头痛的临床 RCT 研究的英文文献，并通过 Grade 方法对其文献质量进行评价，评价为中级证据质量及其以上的报道共 14 篇，其中选用单纯针刺 7 篇、电针 3 篇、头针 1 篇、激光针刺 1 篇、针刺配合其他疗法 2 篇，代表性干预方案见表 4-6。

表 4-6　代表性干预方案

试验名称	针刺方式	选穴	刺灸法	疗程
Zhao L (2017)	电针（针具规格：0.25mm×25mm～0.25mm×40mm；电针参数 2/100Hz；强度 0.1～1.0mA，以患者舒适为度）	固定主穴：风池，率谷；依据疼痛区域选择阳谷、阳陵泉、昆仑、后溪、合谷、丘墟、太冲等穴	常规针刺，以得气为度，留针 30 分钟	连续治疗 5 天，休息 2 天，4 周共 20 次
Foroughipour Mohsen (2014)	手针（针具规格：0.25mm×18mm～0.25mm×40mm）	依据疼痛部位、所涉及的经脉，进行个体化的选穴治疗	常规针刺，以得气为度，留针 30 分钟	每周 3 次，4 周，共 12 次
Li Y (2012)	电针（针具规格：0.25～0.25mm×40mm、0.18mm×13mm，电针参数 2/100Hz，强度 0.1～1.0mA）	少阳经特定穴组：外关、阳陵泉、丘墟、风池；少阳经非特定穴组：颅息、三阳络、膝阳关、地五会；阳明经特定穴组：头维、偏历、足三里、冲阳	常规针刺，以得气为度，留针 30 分钟	连续治疗 5 天，休息 2 天，4 周共 20 次
Wang LP (2011)	手针配合安慰药物	主穴：百会、神庭、本神、率谷、风池；随症取穴	头部腧穴，斜刺进入帽状腱膜下，行捻转手法；其余部位直刺，提插捻转，得气，留针 30 分钟	每周 3 次，4 周，共 12 次

（三）对照设置

目前开展的偏头痛疗效评价研究主要以解释性试验为主，重点关注针灸治疗偏头痛是否有效，在所纳入的相关研究中对照的设置包括 4 篇阳性药物对照，10 篇安慰对照，1 篇空白对照，代表性对照设置方法见表 4-7。

在以阳性药物对照的试验中，主要以 IHS 指南中提及的一线药物，如托吡酯、氟桂利嗪、舒马曲坦、美托洛尔做对照，以比较针灸疗效是否优于阳性药物或与阳性药物疗效相当。

在安慰对照中，常选用安慰针具、非穴浅刺、非偏头痛相关穴浅刺法、真穴旁刺法作为安慰剂对照，也有选择对偏头痛治疗作用很小或无效的腧穴作为对照的方法。

在空白对照中，通常演变为等待治疗，在试验期间不予任何针灸相关治疗，干预阶段结束后再给予与试验组相同的针刺治疗。

表 4-7 代表性对照设置方法

试验名称	对照措施	操作方法
Zhao L（2017）	安慰对照和空白对照	安慰对照：非经非穴点，电针（针具规格：0.25mm×25mm～0.25mm×40mm；电针参数 2/100Hz，强度 0.1～1.0mA）以患者舒适为度，但不得气，共治疗 4 周 空白对照：试验期间不予任何针灸相关治疗，干预阶段结束后再给予与试验组相同的针刺治疗
Li Y（2012）	安慰对照	安慰对照：非经非穴点（1、2、3、4）电针（针具规格：0.25mm×25～0.25mm×40mm、0.18mm×13mm，电针参数 2/100Hz，强度 0.1～1.0mA，但不得气，连续治疗 5 天后，休息 2 天，4 周内总共接受 20 次治疗
Wang LP（2011）	药物对照	药物对照：双模拟设计，每晚口服一次氟桂利嗪，前 2 周 10mg，后 2 周 5mg；同时接受 1 周 3 次的 30 分钟非穴常规针刺干预。针刺部位选择与头痛治疗无关部位的非穴点，其数量、刺激量与治疗组一致

（四）评价指标

1. 偏头痛急性发作期的疗效评价指标

（1）治疗后 2 小时无头痛患者比例 2012 年国际头痛协会颁布的《临床药物治疗偏头痛的指导原则》推荐该指标作为偏头痛评价的主效应指标。

（2）头痛复发率 指患者在治疗后 2 小时内未出现疼痛，并且在治疗后 48 小时内出现了任意强度的头痛，是头痛评价的主要指标。

（3）偏头痛症状完全消失比例 指偏头痛的疼痛及呕吐、畏光等伴随症状在不同时间点，如 2 小时内完全消失的比例。

（4）疼痛消失比例　指 2 小时内未出现疼痛，且 48 小时内无复发。

（5）不同时间点的头痛程度　分别在不同的时间点（如针刺后 0.5、1、2、3、4 小时）评估受试者的头痛程度。指南推荐语言评价量表（VRS）即 0~3 分的评分法。0 分：没有头痛；1 分：轻度头痛；2 分：中度头痛；3 分：严重头痛。指南还推荐使用视觉模拟评分量表（VAS），在针灸治疗偏头痛的研究中多采用 VAS 评分法。

（6）两小时内头痛缓解率　指在 2 小时，严重或中度头痛降低至轻微或消失的患者比例。

（7）日常生活影响　采用语言评价量表（VRS）和数字分级量表（NHS），主要是 0~3 分评价。0 分：没有影响（不影响日常活动）；1 分：轻度影响（能够进行日常活动但感觉困难）；2 分：中度影响（头痛影响部分日常活动，但没必要卧床休息）；3 分：严重影响（不能进行所有日常或大部分日常活动，必须卧床休息）。除此之外，24 小时偏头痛特异性生活质量量表（24h MSQoL）也适合评价偏头痛急性发作期的临床研究。

（8）其他指标　达到有效缓解时间，24 小时头痛加重复发情况，头痛持续时间，有无伴随症状如恶心、呕吐及其他不适症状，改善率等。

2. 偏头痛预防的疗效评价指标

（1）疼痛发作的天数　以每 4 周或 1 个月的发作总天数作为一个简易的评估参数，即受试者回答当天有无头痛，如有头痛发作即计算为 1 天，最后计算一个周期内头痛发作的总天数。

（2）头痛发作次数　其计算时应注意与头痛复发相鉴别，如计算时注意在 48 小时内反复发作的偏头痛，应记为 1 次；多次头痛发作之间，间隔 1 天以上的发作记为 1 次。

（3）头痛程度　在预防性试验中，由于头痛时轻时重很难找到一个简易而又标准化的准则，其程度的评价以受试者最痛的头痛程度进行评分，可以采用 0~3 评分法。

（4）健康相关生活质量评价　包括一般性评价和特异性评价。其相关的量表有偏头痛特异性生活质量量表（MSQoL）、36 条简明生活质量量表（SF-36）、12 条简明生活质量量表（SF-12）、偏头痛失能评价（MIDAS）等。

（5）其他指标　改善 50% 的反应率（每月偏头痛发作次数或天数与基线比较减少 50% 的患者比例）、止痛药物使用天数、头痛持续时间，有无伴随症状如恶心、呕吐及其他不适症状等。

（五）有效性分析

近年来，国内发表的针灸治疗偏头痛的临床研究绝大部分为阳性结果，证实了针灸治疗偏头痛有效，然其总体样本量偏少，临床试验设计存在缺陷，随机方案、盲法评价、随访数据等描述较粗略，导致文献质量较低，证据不足。国际上发表了一系列针刺治疗偏头痛的临床试验，但对其针刺疗效的评价不尽一致。成都中医药大学2012年在《加拿大医学协会杂志》（*CMAJ*）发表了一项针刺治疗480例偏头痛患者的多中心RCT研究，以评估腧穴针刺组与假针刺组临床治疗结果的差异，结果显示：腧穴针刺与假针刺相比在降低偏头痛发作次数方面没有显著性差异，但具有最小临床意义，且在缓解疼痛强度和提高生活质量方面优于假针刺。成都中医药大学于2017年完成的另一项纳入249例偏头痛患者的针刺对偏头痛患者长期疗效的多中心RCT研究，以评估针刺与假针刺和不针刺（等待治疗）长期临床疗效的差异，结果显示：针刺在降低偏头痛发作频率的长期疗效方面优于假针刺和等待治疗。而德国柏林大学2005年在《美国医学会杂志》（*JAMA*）发表的一项针刺治疗302例偏头痛患者的多中心RCT研究，以针刺与假针刺和等待治疗比较临床疗效差异，结果显示：针刺在治疗偏头痛发作方面优于等待治疗，但针刺与假针刺未见差异。此外，首都医科大学附属北京中医医院在*Pain*杂志发表了一项针刺预防偏头痛的单盲、双模拟多中心RCT研究，用以评估针刺与氟桂利嗪在偏头痛治疗中的疗效差异，结果显示：针刺在降低偏头痛发作天数方面较氟桂利嗪而言，具有显著差异，但在缓解疼痛强度和提高生活质量方面针刺与氟桂利嗪未见明显差异。

（六）机制探讨

偏头痛的发病机制尚不清楚，目前主要有血管学说、神经学说、三叉神经血管学说、视网膜-丘脑-皮质机制学说。其中三叉神经血管学说受到广泛重视，当三叉神经节及纤维受刺激后，可引起降钙素基因相关肽（CGRP）、P物质和其他神经肽释放增加，这些活性物质作用于邻近脑血管壁，可使血管扩张而出现搏动性头痛。

近年来，针刺治疗偏头痛的临床机制研究主要集中于神经影像学和分子生物学两个方面。采用神经影像学研究方法，针刺可改善偏头痛患者的脑血流状态，使脑血管扩张，血流阻力降低，颅内血流趋于正常，并可改善偏头痛患者大脑异常的葡萄糖代谢和功能活动，特别是对脑桥、脑岛、前扣带回等与疼痛密切的脑区实现特异性调节。从分子生物学指标来看，针刺可调节CGRP的水平，显著降低脑干与三叉神经节CGRP的表达水平；调节血浆内皮素（ET-1）和一氧化氮（NO）含量；改善脑组织血氧和血红蛋白饱和度及血流量。机制研究表明了针刺在治疗偏头痛中具有良好的镇痛、抗炎、改善脑血循环和内分泌等作用。

（七）问题与展望

目前，国内外多个系统评价证实针灸治疗偏头痛有效，且不良反应较少。然而当前国内外临床研究仍存在一定的局限性，主要表现在以下几方面：国内研究存在中医辨证分型标准不统一；试验设计及试验报告不严谨；疗程、随访时间偏短，不利于偏头痛等慢性发作性疾病远期疗效的评价等。国外研究从干预措施来看，大部分并未遵循中医整体观念、辨证论治的原则，且针刺操作细节欠具体，导致疗效不尽相同；在对照设置的选择上，国外学者偏向于验证针刺治疗的有效性，故试验设计方面偏向于选择安慰针作为对照组，而选择药物作为对照的试验较少，不利于全面客观地对针刺治疗偏头痛临床疗效进行评估。

今后需开展严格设计的前瞻性、多中心、大样本的随机对照试验，以进一步明确针灸治疗偏头痛的临床疗效。同时，临床研究需在中医整体观念、辨证论治的基础上完善针刺规范化操作体系和质量控制标准，制订出疗效确切、可行性强的针灸临床治疗方案。

三、尿失禁

（一）概况

国际尿控协会（International Continence Society，ICS）提出的尿失禁系"任何情况下不自主漏尿症状"，这些情况包括在咳嗽、喷嚏、行走、直立、心急大哭、高声、惊吓时尿自出，以及老年体虚、产后小便不能自禁等。尿失禁分为压力性尿失禁（stress urinary incontinence，SUI）、急迫性尿失禁、混合性尿失禁（压力性和急迫性尿失禁合并存在）、充盈性尿失禁和泌尿生殖道瘘。其中压力性是最常见的类型，下面以压力性尿失禁为例介绍。

压力性尿失禁是指喷嚏、咳嗽或运动等腹压增高时出现不自主的尿液自尿道外口漏出。尿动力学检测无逼尿肌收缩。漏尿是膀胱内压力超过尿道内压力的结果，正常状态下无漏尿，腹压突然增高时尿液自动流出，不伴有尿频、尿急等症状。该病是成年女性临床常见病，多发病。压力性尿失禁属于中医学"小便不禁""遗尿""遗溺"的范畴，病位在膀胱和肾，多因肾气不足，膀胱失约，或产后病后体弱，肺脾气虚，固摄无权等引起。

流行病学调查显示，全球患尿失禁的女性已超过 2000 万，患病率为 16.4%~49.7%，而 SUI 患病率为 14%~41%。在欧美国家，SUI 的发生率报道不一，为 18.3%~44.5%。中国成年女性 SUI 的患病率高达 18.9%，在 50~59 岁年龄段，SUI 的患病率最高，为 28.0%。在美国 SUI 患者管理尿失禁的经济成本需要 120 亿美元，并且还呈持续增长的趋势。

本病诊断标准参照第四届国际尿失禁咨询委员会（the International Consultation on Urological Diseases，ICUD）关于女性尿失禁的推荐意见中的相关标准判定：①症状：大笑、咳嗽、喷嚏或行走等各种程度腹压增加时，尿液不自主漏出，而停止加压动作时尿流随即终止。②体征：在增加腹压时，能观测到尿液不自主地从尿道漏出（压力诱发试验）或 1 小时尿垫试验增重>1g。③无尿频、尿急伴随症状。

（二）干预方案

目前，针灸治疗女性单纯压力性尿失禁的随机对照试验研究中，常选用电针或毫针针刺，取穴方法以局部为主，亦有手部针刺等治疗方法。

　　通过检索有关针刺治疗女性单纯压力性尿失禁的临床 RCT 研究的英文文献，并通过 Grade 方法对其文献质量进行评价，评价为低级证据质量及其以上的报道共 16 篇，其中选用电针 11 篇、艾灸配合其他疗法 3 篇、针刺 1 篇、经皮腧穴电刺激 1 篇，代表性干预方案见表 4-8。

表 4-8　代表性干预方案

试验名称	针刺方式	选穴	刺灸法	疗程
Liu Z (2017)	电针（针具规格：0.30mm×75mm；参数 50Hz；强度 1~5mA，以患者舒适为度）	固定主穴：中髎，会阳	针灸针通过黏合垫刺入，中髎穴向中下部方向呈 30°~45°角进针，会阳穴稍微向上外侧方向进针，进针深度 50~60mm。进针后行小幅度、相同频率的提插、捻转手法至得气后，同侧上下为一组电针，连接 2 组电针，留针 30 分钟	每周 3 次，6 周共治疗 18 次
Dan H（2017）	热敏灸合并 Kegel 锻炼疗法	固定主穴：中极、气海、次髎、肾俞	选择俯卧或侧卧位，充分暴露腰部，采用特制精艾绒艾条（22mm×12mm，江西省中医院生产，材料为二级精艾绒）在距离皮肤 3cm 左右施行温和灸。以热敏灸感消失为度	每日 1 次，连续治疗 10 次，隔日 1 次，共治疗 50 次
Lian AX (2015)	腧穴神经电刺激治疗仪（HANS-100B），选用经皮（TENS）模式。参数 4Hz，波形为双向对称方波，强度 0~100mA，以患者耐受为度	次髎、肾俞、子宫、关元、气海	将导联 A 电极粘贴于双侧次髎穴，导联 B 电极粘贴于双侧肾俞穴，导联 C 电极粘贴于关元穴和气海穴，导联 D 电极粘贴于双侧子宫穴，留针 30 分钟	每日 1 次，每周 5 次，4 周共治疗 20 次

试验名称	针刺方式	选穴	刺灸法	疗程
Wang SY（2012）	电针（针具规格：0.40mm×100mm～0.40mm×125mm；参数 2.5Hz；强度 45～55mA，以患者耐受为度）	上针刺点位于骶骨边缘（双侧），与第 4 个骶孔相平；下针刺点位于尾骨尖旁开约 1cm（双侧）	患者俯卧位，选择 4 个骶骨点，在上方，将针垂直插入上针刺点，深度 80～90mm，通过刺激阴部神经的根部产生与尿道或肛门有关的感觉。在下方，将针倾斜地插入到坐骨直肠窝中，长度 90～110mm，通过刺激会阴神经产生与尿道有关的感觉。同侧上下为一组电针，连接 2 组电针，留针 60 分钟	每周 3 次，共治疗 10 次

（三）对照设置

目前开展的女性单纯压力性尿失禁疗效评价研究主要以实用性试验为主，重点关注针灸治疗其疾病是否有效，在所纳入的相关研究中对照的设置包括 7 篇安慰针对照、4 篇盆底肌肉训练对照、2 篇阳性药物对照、1 篇阴性对照药物结合盆底肌肉训练对照、1 篇电针不同次数对照、1 篇针刺对照，代表性对照设置方法见表 4-9。

在安慰针对照中，常选用安慰针具、真穴旁刺法、非穴浅刺作为安慰剂对照。

在盆底肌肉训练对照中，选用骨盆底肌肉训练或 Kegel 锻炼疗法（两者具有很大相似性）作为对照。

在以阳性药物的有效对照试验中，以盐酸米多君片作为对照，比较针灸疗效是否优于阳性药物或与阳性药物疗效相当。

在阴性对照药物中，以维生素为对照药物，结合盆底肌肉训练，证实电针是否有效。

在电针不同次数的对照中，以每周 2 次作为对照组，比较电针不同次数的效果。

在针刺对照中，以常规针刺为对照，治疗组加入中频电刺激，证实中频电刺激结合针刺对疾病的治疗作用。

表 4-9　代表性对照设置方法

试验名称	对照措施	操作方法
Liu Z（2017）	安慰对照	取穴：中髎（BL33），会阳（BL35）水平向外旁开 1 寸（约 20mm）针具规格：0.30mm×25mm；电针参数 50Hz；强度 1~5mA；操作：针灸针刺入黏合垫但不刺入皮肤、无电流输出、无手法操作，留针 30 分钟，每周 3 次，最好是每隔 1 天，共治疗 6 周，总计 18 次
Dan H（2017）	阳性对照	采用 Kegel 锻炼疗法，即患者排空膀胱后，做收紧肛口及阴道的动作，每次收缩 3 秒后放松，持续锻炼 15~30 分钟，每日 3 次，坚持锻炼 3 个月
Lian AX（2015）	阳性对照	口服盐酸米多君片。服法：每次 2.5mg，每日 3 次，共治疗 4 周

（四）评价指标

1. 客观疗效评价指标

（1）一小时尿垫试验　避开月经期，试验前称重统一购买的干净尿垫，并记录质量；让患者排空膀胱，并垫上干净尿垫，按照规定步骤完成试验，试验结束后，称重漏尿量。此试验是评估尿失禁患者漏尿量的一个重要客观指标。

（2）排尿日记　患者自己记录每次排尿的时间和量，能够有效反映患者漏尿情况，是客观评价尿失禁患者漏尿程度简单有效的方法。目前国内外比较流行使用的是 3 天排尿日记法。

（3）盆底肌力　选取耻尾肌（PC 肌）进行功能判定，肌力主要分为 3 度。I度：检查时手指在挤压阴道时感到肌肉松弛如温海绵，且在肌肉松弛和收缩时，施压的手指均未感到阻力；II度：在其收缩时可感到一些阻力，但在肌肉松弛时不能体会到；III度：在其收缩或松弛时均可感到相当压力，犹如手指触及一坚韧和固定的组织块。

（4）尿动力学检查　主要包括最大尿流率、平均尿流率、排尿时间、逼尿肌压力、最大尿道闭合压、功能性尿道长度等。

2. 主观疗效评价指标

（1）ICI-Q-SF 量表（国际尿失禁咨询委员会尿失禁问卷表简表）　本量表共涉及 6 个问题，主要测评尿失禁的漏尿次数、漏尿量和对患者日常生活的影响 3 个方面，对应分值分别为 5 分、6 分和 10 分，总分为 21 分，分值越高说明尿失禁越严重。此量表是评价尿失禁严重程度及对患者影响程度的主观评价工具。

（2）I-QOL（尿失禁患者生活质量问卷）　该问卷有 22 个条目 3 个维度（行为限制、社交障碍及心理影响），是与尿失禁特异性健康相关的生活质量问卷。

（3）PISQ-12（盆腔脏器脱垂/尿失禁性功能问卷简表）　对压力性尿失禁患者性

生活质量的评价一般采用国际控尿协会推荐的 PISQ-12。该表共有 12 个条目，包括生理因素、情感因素和伴侣因素 3 个维度。

（五）有效性分析

近年来，国内发表的针灸治疗压力性尿失禁的临床研究绝大部分为阳性结果，证实了针灸治疗压力性尿失禁有效，然其总体样本量偏少，临床试验设计存在缺陷，随机方案、盲法评价、随访数据等描述较粗略，导致文献质量较低，证据不足。国际上发表了一系列针刺治疗压力性尿失禁的临床试验，但对其针刺疗效的评价不尽一致。中国中医科学院广安门医院于 2017 年在 *JAMA* 上发表了一项临床随机试验，评价电针治疗女性压力性尿失禁合并漏尿的效果，结果显示，6 周治疗后电针组漏尿量显著少于假电针组。2018 年 1 月，Ostrovsky DA. 团队在 *Explore*（*NY*）发表了一项 RCT 研究：发现治疗6 周后电针组和假电针组均可显著降低漏尿量，但两组治疗之间未见显著差异，可能与较强的安慰剂效应有关。

（六）机制探讨

压力性尿失禁的发病机制目前尚不清楚，可能与膀胱尿道解剖关系的改变、膀胱尿道压力关系的改变、尿道内括约肌功能障碍、盆底支持组织受损等因素有关。有证据支持，盆底结缔组织胶原异常改变是 SUI 的主要发病机制之一。

针刺治疗压力性尿失禁的机制研究较少，主要集中于神经方面。针刺可刺激腰骶神经以稳定逼尿肌，增强尿道括约肌张力，减少漏尿。针刺也可直接兴奋阴部神经，诱发盆底肌节律性收缩，从而增强盆底肌肉力量以改善控尿能力。除此之外，电针可增加压力性尿失禁大鼠盆底支持组织 I 和 III 型胶原蛋白含量以及 I／III 比值，从而影响盆底支持组织的强度，改善尿失禁症状。

（七）问题与展望

目前，国内外多个系统评价证实针灸治疗压力性尿失禁有效，且不良反应较少。但国内外临床研究仍存在一定的局限性，主要表现在以下几方面：国内研究存在中医辨证分型标准不统一，方法多样，选穴各异，缺乏规范化治疗措施；试验设计及试验报告不严谨，多数文献未涉及分配隐藏、盲法等问题，随机化程度不高等；疗程、随访时间偏短，而且缺少系统、科学的疗效评价体系，无法保证以往临床数据的科学性和客观性等。国外研究从干预措施来看，大部分并未遵循中医整体观念、辨证论治的原则，导致疗效不尽相同；在对照设置的选择上，国外学者偏向于选择安慰针作为对照组，而选择药物作为对照的试验较少，不利于全面客观地对针刺治疗压力性尿失禁的临床疗效进行评估。

尽管国内外临床研究存在诸多问题，其结果对临床仍有一定的参考价值。今后需要更多严格设计的前瞻性、多中心、大样本的随机对照试验，以明确针灸治疗压力性尿失禁的临床疗效。与此同时，临床研究需在中医整体观念、辨证论治的基础上完善针刺规范化操作体系和质量控制标准，制订出疗效确切、可行性强的针灸临床治疗方案。

四、便秘

(一) 概况

便秘是一种以排便次数减少、粪便干硬和（或）排便困难为表现的疾病。其中排便次数减少指每周排便次数少于 3 次；排便困难指排便费力及排便费力时需要手法辅助排便、排出困难、排便不尽感。慢性便秘的病程常持续 6 个月以上，慢性便秘患者还表现为便意减少或缺乏便意，想排便而排不出（空排），排便费时，每日排便量减少，并伴有腹痛、腹胀、肛门直肠疼痛等不适感。流行病学显示，我国慢性便秘的发病率为 4%~6%，且有随年龄增长而变高的趋势，女性高于男性。

便秘与肛门直肠疾病（如肛裂、痔疮、直肠脱垂等）关系密切。慢性便秘一般分为功能性便秘和器质性便秘：前者在慢性便秘中占大多数，可能与结肠传输和排便功能紊乱相关；后者需警惕结直肠相关器质性病变。本病的常用疗法包括调整生活方式、药物治疗、精神心理治疗、生物反馈、手术治疗、中医治疗（如针灸、中药、按摩推拿等）等。便秘影响患者的生活质量，部分患者常因滥用泻药而反复就医，导致医疗费用增加。

诊断标准参照罗马Ⅳ：

1. 必须包括以下 2 项或 2 项以上：①1/4（25%）以上的排便感到费力。②1/4（25%）以上的排便为干球粪或硬粪（Bristol 粪便性状量表 1~2 型）。③1/4（25%）以上的排便有不尽感。④1/4（25%）以上的排便有肛门直肠梗阻/阻塞感。⑤1/4（25%）以上的排便需要手法辅助（如手指协助排便、盆底支持）。⑥每周自发排便少于 3 次。

2. 不用泻剂时很少出现稀便。

3. 不符合肠易激综合征（IBS）的诊断标准。

诊断前症状出现至少 6 个月，近 3 个月症状符合以上诊断标准。

(二) 干预方案

针灸治疗便秘的随机对照试验研究中常用毫针刺法或电针疗法，取穴多采用局部（病位）配合远端取穴方式。

通过检索有关针刺治疗便秘的临床 RCT 英文文献，并通过 CONSORT 工具对其文献报告质量进行评价。英文文献共 4 篇，其中单纯针刺 1 篇，电针 2 篇，针刺配合其他疗法 1 篇。代表性干预方案见表 4-10。

表 4-10　代表性干预方案

试验名称	针刺方式	选穴	针刺方法	留针时间	疗程
Liu ZS (2016)	电针（针具规格：0.30mm× 50mm、0.35mm×75mm；电针参数 10/50Hz，强度 0.1~1.0mA）	天枢、腹结、上巨虚	天枢针刺 30~70mm，腹结缓慢垂直刺入腹壁肌肉层，上巨虚垂直刺入 30mm；10 分钟提插捻转 1 次	30 分钟	前 2 周每周治疗 5 次，后 6 周每周治疗 3 次，治疗 8 周共 28 次
Xiong F (2014)	电针（针具规格：0.30mm× 50mm、0.35mm×75mm、0.18mm×13mm；电针参数 2/50Hz）	曲池、上巨虚	常规针刺，以得气为度	30 分钟	前 2 周每周治疗 5 次，后 2 周每周治疗 3 次，治疗 4 周共 16 次
Wu JN (2014)	电针（针具规格：0.30mm× 25mm、0.35mm×75mm；电针参数 2/15Hz，强度 0.1~1.0mA）	天枢	深刺组：缓慢垂直刺入 20~60mm 达腹壁肌肉层 1~2mm	30 分钟	每天 1 次，每周 5 次，治疗 4 周共 20 次
Zhang CX (2013)	电针配合扶正理气剂，（针具规格：0.38mm×50mm、0.38mm×80mm；电针参数 2/200Hz，强度为腹部肌肉轻微颤动，以患者耐受为度）	天枢、上巨虚、足三里、大肠俞、支沟	垂直刺入 35~65mm	15 分钟	1 天 2 次，1 周 1 疗程，间隔 2 天，共治疗 6 周

（三）对照设置

　　临床研究普遍认为，针刺组与空白对照组相比有显著差异，但针刺组与安慰对照组相比，其差异是否有统计学意义，则存在较大争议。各临床试验的不同结果可能与其安慰对照类型的选择和操作方法有关。同时，多数临床研究着力于针灸与安慰对照和空白对照的对比，而针刺与标准治疗的对照较少（表 4-11）。

表 4-11　代表性对照设置方法

试验名称	对照措施	操作方法
Liu Z (2016)	安慰对照	采用腧穴浅刺天枢、腹结、上巨虚对应点，针具规格为 0.30mm× 50mm，垂直刺入腧穴 3~5mm，不行针；电针参数 10/50Hz，强度为 0.1~1.0mA，工作电源指示及声音同电针组，无电流输出；前 2 周每周治疗 5 次，后 6 周每周治疗 3 次，治疗 8 周共 28 次
Xiong F (2014)	阳性对照	枸橼酸莫沙必利：每天 3 次，1 次 5mg，共治疗 4 周
Wu JN (2014)	阳性对照	乳果糖口服液：每天早餐后口服 15mL，每天 1 次，共持续 4 周

（四）评价指标

1. 周完全自主排便次数（mean weekly complete spontaneous bowel movements，CSBMs）。

2. 周自主排便次数（spontaneous bowel movements，SBMs）。

3. 粪便性状评分：患者根据 Bristol 大便性状分型图选择自己对应的分数（共 7 型，1 型对应 1 分，2 型对应 2 分，以此类推）。

4. 排便困难程度评分：采用计分法评价排便困难程度。0 分：无困难；1 分：用力才能排出；2 分：非常用力才能排出；3 分：需按摩肛周，甚至用手抠等才能排出。

5. 排便间隔：0~3 分评分法。0 分：正常间隔（1~2 天）；1 分：稍长间隔（3 天）；2 分：适度延长间隔（4~5 天）；3 分：明显延长间隔（6~7 天）；极长间隔（>7 天）。

6. 生活质量评估（PAC-QOL）：PAC-QOL 中文版包括 28 个条目，涉及患者生理状态、心理状态、担忧、社会关系及满意度等方面的内容。每个条目供选择的答案为 5 点 Likert 法。关于程度：没有、有一点、一般、比较严重、非常严重；关于频率：没有、偶尔、有时、经常、一直是。评分方法：各个条目 5 点 Likert 法对应的分数分别为 0、1、2、3、4 分。

（五）有效性分析

近年来国内外发表的针灸治疗便秘的临床研究大部分是阳性结果，证实了针灸治疗便秘的有效性，总样本量过少，试验设计存在缺陷、盲法实施不够严谨、疗效评价、随访数据等描述不具体，导致文献质量较低，针灸治疗便秘的证据不足。在针对便秘的临床研究中，根据其诊断标准，已广泛将 CSBMs 改变值作为疗效评价的指标，可真实反映便秘缓解程度，因此具有较大临床意义，但并未统一评价标准，降低了临床运用的参考价值。

（六）机制探讨

便秘的发病机制尚不明确，主要与肠动力不足密切相关，十二指肠及空肠黏膜内 M 细胞分泌的胃动素与平滑肌上的胃动素受体结合，使平滑肌收缩从而刺激肠道使之运动。肠神经系统中神经丛内的肽能神经元调控着结肠的运动，其功能状态与肠动力密切相关。有研究表明，血管活性肠肽（VIP）、P 物质作为神经调节剂有助于胃肠道平滑肌松弛，可以促进胃肠蠕动，而便秘者结肠内的 VIP 神经元减少，导致胃肠动力不足，出现便秘症状。曹东元等通过电刺激大鼠"足三里"发现 P 物质含量显著增高，可促进胃肠运动。亦有研究表明，通过症状自评量表评价便秘，约有 1/3 的患者易出现焦虑症状，而心理因素则可能影响下丘脑及副交感神经，从而导致便秘。肠的运动受交（副）感神经支配，通过刺激天枢、上巨虚、足三里、大肠俞、支沟等腧穴可以刺激结肠的副交感神经，使之兴奋，加速结肠蠕动，减轻便秘的症状。综上，针刺后可能会促进患者胃动素水平、肽能物质及副交感神经恢复正常。

（七）问题与展望

国内外多个系统评价证实针灸治疗便秘有效，如提高慢性便秘患者的周自主排便次数、改善便秘相关症状、提高生活质量、不良反应较少，但是疗效的证据强度不高。当前国内外临床研究仍存在一定的局限性，主要表现在以下几方面：试验设计及试验报告不严谨；针刺操作细节不一样（得气的量化）；随访时间偏短等。

2013 年，中华医学会消化病学分会胃肠动力学组和中华医学会外科学分会结直肠肛门外科学组共同在武汉发布了《中国慢性便秘诊治指南》，指出针灸可改善慢传输型便秘（STC）患者的症状和焦虑抑郁状态，但其疗效的评估尚需更多循证医学证据，相关的高水平临床研究较少。虽然近年有大型的临床 RCT（15 家临床研究中心）证实了针灸治疗慢性严重功能性便秘的疗效性，排除了安慰针效应，但仍缺乏长时间的随访，尚未能提供针灸治疗严重功能性便秘的长效应的证据，亦未能做出针灸与标准治疗间的对比研究。今后需更严格设计的前瞻性、多中心、大样本的随机对照试验，以更明确针灸治疗便秘的临床疗效。另外，临床研究需在中医整体观念、辨证论治的基础上完善针刺规范化操作体系和质量控制标准，制订出疗效确切、可行性强的针灸临床治疗方案。

五、功能性消化不良

（一）概况

功能性消化不良（functional dyspepsia，FD）是指由胃和十二指肠功能紊乱引起的症状，经检查排除引起这些症状的器质性疾病的一组临床综合征，主要症状包括上腹痛、上腹灼热感、餐后饱胀和早饱（图 4-1）。本病属于中医学"痞满""胃脘痛""积滞"等范畴。根据最新罗马 Ⅳ 诊断标准对 FD 亚型的划分，可将上腹痛综合征

（epigastric pain syndrome，EPS）定义为中医的"胃痛"、餐后饱胀不适综合征（post-prandial distress syndrome，PDS）定义为中医的"胃痞"。流行病学调查显示，全球的 FD 患病率为 11.5%~14.5%，中国 FD 的患病率为 23.5%。随着生活节奏以及精神压力的增加，本病的发病率逐年递增，严重影响患者的工作和生活质量。

1. 功能性消化不良诊断标准 参考罗马Ⅳ。

（1）包括以下 1 项或多项：①餐后饱胀不适；②早饱不适感；③中上腹痛；④中上腹烧灼不适。

（2）无可用解释上述症状的结构性疾病的证据（包括胃镜检查）。

诊断前症状出现至少 6 个月，近 3 个月符合以上诊断标准。

2. 功能性消化不良分型诊断标准

（1）餐后不适综合征诊断标准 必须包括以下 1 项或 2 项，且至少每周 3 日。①餐后饱胀不适，（以致影响日常活动）。②早饱不适感（以致不能完成平常餐量的进食）。

（2）上腹痛综合征诊断标准 必须包括以下 1 项或 2 项，且至少每周 1 日。①中上腹痛（以致影响日常活动）。②中上腹烧灼不适（以致影响日常活动）。

常规检查（包括胃镜检查）未发现可解释上述症状的器质性、系统性或代谢性疾病的证据。诊断前症状出现至少 6 月，且近 3 个月符合以上诊断标准。

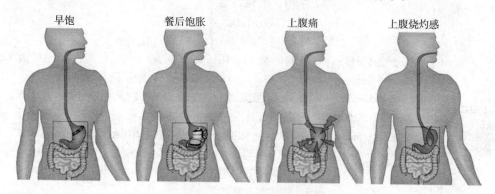

图 4-1 功能性消化不良症状

（二）干预方案

针灸治疗 FD 的随机对照试验研究中，常选用单纯毫针刺法或电针疗法，取穴方法包括局部配合远端取穴或辨证取穴、选取特定穴（俞募配穴）等。

通过检索有关针刺治疗 FD 的临床随机对照试验研究英文文献，并通过 Grade 工具对其文献质量进行分析，评价为中级证据质量及其以上的报道共 7 篇，其中选用单纯针刺 2 篇、电针 3 篇、针刺配合其他疗法 2 篇。代表性干预方案见表 4-12。

表 4-12　代表性干预方案

试验名称	针刺方式	选穴	针刺方法	留针时间	疗程
Ko SJ (2016)	手针（针具规格：0.25mm×40mm）	9 个主穴（双侧合谷、足三里、太冲、公孙及中脘），10 个随症配穴，每次取 9 ～ 19 穴	刺入 5 ～ 30mm，以 3Hz 频率捻转，得气	15 分钟	2 次/周，4 周共治疗 8 次
Zhang CX (2015)	电针（针具规格：0.38mm×50～0.38mm×80mm；电针参数 2/200Hz，强度以腹部轻微颤动为度）	双侧足三里、内关、太冲、公孙，共 8 穴	直刺入皮下 35～65mm	15 分钟	2 次/天，1 周为一疗程，休息 2 天，共治疗 4 周
Ma TT (2012)	电针（针具规格：0.25mm×40mm、0.25mm×25mm；电针参数 2/100Hz，强度 0.5～1.5mA）	胃经特定穴组：冲阳、丰隆、足三里、梁丘；胃经非特定穴组：条口、犊鼻、阴市、扶突；胃俞募配穴组：中脘、胃俞；胆经特定穴组：丘墟、光明、阳陵泉、外丘，除中脘，其余腧穴轮流取单侧治疗	不同腧穴针刺入皮下 0.3 ～ 2 寸，施以捻转提插手法促进得气感，电极连接在每一个腧穴及辅助针上	30 分钟	连续治疗 5 天后，休息 2 天，4 周内共治疗 20 次

（三）对照设置

关于 FD 的临床随机对照试验多采用阳性药物对照、安慰针刺对照、空白对照。阳性药物对照常选用阳性西药如西沙必利、多潘立酮、伊托必利等促胃动力药、抑酸剂。安慰针刺对照常采用非经非穴浅刺对照。空白对照通常演变为等待治疗。

经 Grade 工具分析后，证据等级为中级及其以上的 7 篇报道中，选用阳性药物对照 2 篇、安慰针刺对照 5 篇、空白对照 1 篇。代表性对照设置方法见表 4-13。

表4-13　代表性对照设置方法

试验名称	对照类型	干预措施
Ko SJ (2016)	空白对照	不接受任何针刺治疗，实验结束后给予治疗组相同的治疗
Zhang CX (2015)	阳性对照	饭前半小时口服泮托拉唑20mg和阿密曲替林5mg，2次/日；莫沙必利5mg，3次/日，共治疗4周
Ma TT (2012)	安慰对照 阳性对照	安慰对照：非穴点1、2、3、4，直刺0.5~1mm，捻转提插6次，不考虑得气，电针连接方法与治疗组一样，使患者获得相似的针刺感受，更有利于对患者设盲； 阳性对照：患者饭前半小时口服伊托必利50mg，3次/日，连续服用5日后，休息2日，4周内总共接受20日药物治疗

（四）评价指标

1. FD主要的疗效评价指标

（1）FD症状评分（symptom scores）　根据FD的症状和相关标准，选定若干症状，按各症状严重程度分为4个级别积分：无症状，积0分；有轻微症状但完全能忍受，积1分；感觉不适并已影响工作或睡眠等正常生活，积2分；症状严重不能进行工作或睡眠等正常生活，积3分。

（2）尼平消化不良指数（Nepean dyspepsia index，NDI）　NDI分为尼平消化不良症状指数（Nepean dyspepsia symptoms index，NDSI）和尼平消化不良生活质量指数（Nepean dyspepsia life quality index，NDLQI）两部分。NDSI用于评定患者过去2周内出现症状的严重程度，涉及上腹痛、上腹不适、上腹烧灼感、胸部烧灼感、上腹部痉挛性疼痛、胸部疼痛、不能按规律进食、口或喉的反酸或反苦、餐后胀满或者消化缓慢、上腹部压迫感、上腹部胀气、恶心、嗳气、呕吐、口臭15个临床症状；NDLQI则用于评估消化不良患者的生活质量，涉及干扰、认识和控制、饮食、睡眠打扰4个领域。NDI总分改变至少10个点才能对应于患者状态临床有意义的变化。

（3）功能性消化不良生活质量量表（functional digestive disorder quality of life questionnaire，FDDQL）　含43个条目，分8个领域，即日常活动、忧虑、饮食、睡眠、不适、疾病处理、疾病控制和压力，适用于FD生存质量和临床疗效的评定。

（4）消化不良健康相关满意量表（satisfaction with syspepsia related health scale，SODA）　包括4个领域，14个条目，即疾病症状的严重程度、疼痛的强度、疼痛使患者生活能力丧失程度和对功能性消化不良相关健康的满意度。

除了以上FD特异性专用量表外，还可以采用简明健康状况量表（medical outcome study short form health survey，SF-36）、抑郁自评量表（self-rating depression scale，SDS）、焦虑自评量表（self-rating anxiety scale，SAS）等普适性量表，对FD患者的生

活质量、心理状况进行测评。

2. FD 基于辅助检查结果的疗效评价指标

（1）胃动力学检查：常用手段包括胃电图和胃排空检测。有学者使用同位素法进行固体胃排空检测，将放射性核素标记的药物混匀在普通的食物内，在体外连续动态照相。

（2）胃容纳功能和感知功能检查：主要通过电子恒压器技术、影像学技术、液体负荷试验等方法。

（3）胃肠肽类激素的实验室检查

（五）有效性分析

近年来，国内发表的针灸治疗 FD 的临床研究报道中，绝大部分证实了针灸治疗 FD 的有效性，但报道中未见严谨的临床试验设计描述，多数未能言明随机及盲法的具体实施方法，导致文献质量较低、证据不足。国际上发表了一系列针刺治疗 FD 的临床试验报道，但对其针刺疗效的评价不尽一致。Seok Jae Ko 等于 2016 年在《替代与补充医学杂志》（*JACM*）上报道了一项针刺治疗 76 例 FD 患者的双中心临床随机对照试验，以评估个体化针灸治疗方案的临床疗效。结果显示：针刺治疗 4 周后，患者的 FD 症状缓解率显著提高，在结束治疗后第 4 周随访时没有差异。NDI 的总得分显著下降，其中不适感、烧灼感、饭后饱胀感、打嗝与等待治疗组比较，显著改善。张超贤等于 2015 年在《中国结合医学杂志》上报道了一项针刺联合中成药治疗 640 例 FD 患者的随机对照试验，以评估针刺联合达立通颗粒治疗的短期和长期临床疗效。结果显示：在治疗结束后和随访第 60 周时，针刺联合达立通颗粒治疗对 FD 症状缓解、胃动力的提高优于单独采用电针、达立通颗粒以及西药治疗效果。马婷婷等于 2012 年在 *Alimentary Pharmacology and Therapeutics* 上报道了一篇关于针刺特定穴治疗 720 例 FD 患者的多中心临床随机对照试验，以评估不同针刺治疗的疗效差异性及针刺疗效是否依赖于腧穴的特异性。结果显示：针刺胃经特定穴组总体有效率、生活质量明显高于非穴组和药物伊托必利组。

（六）机制探讨

引起 FD 的病因及发病机制尚未完全清楚，多考虑与胃肠道动力障碍、胃肠激素紊乱、内脏感觉过敏、幽门螺杆菌感染、精神社会等因素相关。

近年来，学者主要通过分子生物学、神经影像学、代谢组学等相关技术对针刺治疗 FD 的机制进行了探讨。从分子生物学指标来看，针刺可以通过调节血浆胆囊收缩素、胃动素、胃泌素、神经肽 Y 等胃肠激素水平，从而改善胃肠动力，促进胃肠排空。采用神经影像学研究方法观察，针刺可能是通过降低 FD 患者多个脑区异常增高的葡萄糖代谢，如丘脑、扣带回、脑岛、前额叶皮质、海马旁回、杏仁核、内侧颞叶等，改善这些区域的脑功能活动，从而发挥改善 FD 患者临床症状的作用。采用代谢组学研究方法发现，针刺可以调节 FD 患者血浆代谢水平，使其趋于正常，主要令患者体内乳酸、葡萄糖和乙酰乙酸的含量提高。

（七）问题与展望

针灸治疗 FD 在临床上取得了较好的疗效，但是在 2014 年被 *Cochrane Library* 收录的一篇系统评价认为，现有针刺治疗 FD 的随机对照试验质量偏低，无法确定针刺治疗 FD 的有效性。国内研究主要表现为中医辨证分型标准不统一、试验设计欠严谨、部分研究无随访或随访时间偏短、疗效评价不全面以及试验报告质量偏低等问题。国外研究从干预措施来看，忽视了中医特色辨证论治，多数研究未进行辨证取穴；从对照设置的选择上看，选择安慰针刺作为对照组的偏多，而选择药物作为对照的试验较少，不利于全面客观地对针刺治疗 FD 临床疗效进行评估。

针对以上诸多问题，应尽快规范 FD 辨证分型标准，统一针灸处方和疗效评价体系，有助于针灸科学化、标准化。同时，今后研究中需进行更多的随机、对照、多中心的大样本研究，加强长期疗效的观察研究，提高临床研究的质量。

第四节　循证针灸学

一、循证医学概述

（一）循证医学发展

随着人类社会的发展，要求人们在医学实践中不能单凭临床经验或过时和不够完善的理论知识办事，必须遵循科学原则和依据处理医学问题。布拉福德·希尔爵士（Bradford A. Hill，1897—1991）是英国著名医学统计学家、流行病学家，也是世界第一个随机对照临床试验的设计者。1948 年，世界上第一个 RCT 诞生；20 世纪 50 年代，方法学上进一步完善；20 世纪 60 年代，开始应用于临床各个学科；20 世纪 70 年代，已完成大量随机临床试验。1971 年，英国医师 Archie Cochrane 提出："由于资源终将有限，因此应该使用已被恰当证明有明显效果的医疗保健措施。"之后他进一步提出："应根据特定病种与疗法，将所有相关的随机对照试验（RCT）联合起来进行综合分析，并随着新的临床试验的出现不断更新，以便得出更为可靠的结论。"

加拿大学者 David Sackett 于 1992 年提出了循证医学（evidence-based medicine，EBM）的概念，并随后在 JAMA 刊登了题名为《循证医学：医学实践教学的新模式》的文章，循证医学第一次在医学文献中亮相。循证医学是指用一种负责的、明确的和理智的方法，采用现有最好的证据来制订个体患者的治疗方案。实施循证医学意味着医生要参酌最好的研究证据、临床经验和患者的意见进行临床决策。它是把最佳研究证据与临床专业技能和患者的价值整合在一起的医学，核心思想是任何医疗决策的确定都应基于客观的临床科学研究依据。

循证医学的实施步骤：①从患者存在的问题提出临床面临的要解决的问题。②收集有关问题的资料。③评价这些资料的真实性和有用性。④在临床上实施这些有用的结果。⑤进行后效评价。

（二）循证医学的证据质量分级

循证医学问世以来，证据质量等级的划分标准层出不穷，其中常见的分类标准有以下 4 种。

1986 年，Sackett DL 首次对 RCT 提出质量标准，如大样本 RCT 优于小样本 RCT，并且将推荐级别与证据质量相对应。循证医学证据质量分级的老五级证据分类方法及可靠性排序见表 4-14。

表 4-14　1986 年 Sackett DL 证据分级标准及推荐级别

证据级别	描述	推荐级别	描述
Ⅰ	有确定结果的大样本 RCT（Ⅰ、Ⅱ型错误均较少）	A	至少一项Ⅰ级试验支持
Ⅱ	结果不确定的小样本 RCT（Ⅰ、Ⅱ型错误均较多）	B	至少一项Ⅱ级试验支持
Ⅲ	非随机的同期对照试验	C	只有Ⅲ、Ⅳ、Ⅴ级证据支持
Ⅳ	无随机的病例对照试验		
Ⅴ	无对照的系列病例报告		

2001 年，英国牛津循证医学中心正式发表了涵盖治疗、预防、病因、预后、诊断及经济学分析等多个方面的证据分级标准，也是被最广泛使用的标准。但是，由于其过于复杂和深奥，初学者不容易理解和掌握。2009 年，由 Jeremy Howick 领导的国际小组对英国牛津循证医学中心证据体系进行了简化和修改，2011 年正式完成并发布，证据分级体系等级由原来的 5 级 10 等减少为 5 级，不再对前三级进行细化，并且将系统综述证据等级提升，增加了对筛查研究的评价，删除了经济学和决策分析研究证据评估。此分级不涉及推荐的形成（表 4-15）。

表 4-15　2011 版牛津循证医学中心证据分级标准

证据等级	流行病学分布	诊断	预后	有效性	安全性	预防
1	当地当时的随机抽样调查或人口普查	持续应用相关标准和方法的横断面研究的系统综述	队列研究的系统综述	随机试验的系统综述或全或无研究	RCT 的系统综述、全或无研究或效应量大的观察性研究	RCT 的系统综述

续表

证据等级	流行病学分布	诊断	预后	有效性	安全性	预防
2	允许匹配当地环境的随机抽样调查的系统综述	持续应用相关标准和方法的单个横断面研究	队列研究	随机试验或效应量大的观察性研究	单个 RCT 或效应量大的观察性研究	RCT
3	非随机抽样的当地调查	非连续性研究，或未持续应用相关标准的研究	队列研究或随机试验的对照组	非随机对照的队列或随访研究	非随机对照的队列或随访研究	非随机对照的队列或随访研究
4	病例系列	病例对照研究，或无独立相关标准的研究	病例系列、病例对照研究或低质量诊断性队列研究	病例系列、病例对照研究或回顾性对照研究	病例系列、病例对照研究或回顾性对照研究	病例系列、病例对照研究或回顾性对照研究
5	无	机理研究	无	机理研究	机理研究	机理研究

　　2001 年，美国纽约州立大学下州医学中心推出证据等级金字塔，被称为"新九级标准"。该标准首次将动物研究和体外研究纳入证据分级系统，增加了证据的类型，且形象直观；缺点是并未形成相对应的推荐等级标准（图 4-2）。

　　2004 年，推荐分级的评价、制定与评估（Grades of Recommendations Assessment Development and Evaluation，GRADE）工作组正式推出了 GRADE 证据质量分级和推荐强度系统（以下简称 GRADE 系统）。GRADE 系统基于某结局指标，通过系统评价获得的证据，可因为研究局限性、不一致性、间接性、精确性、发表偏倚 5 个方面降低其证据质量，亦可因为大效应量、剂量效应规律及合理的混杂因素 3 个方面提升证据质量，并最终将证据质量分为高、中、低、极低 4 个等级。该系统有着明确客观的评价方法，对证据质量分级的发展，形成了新的推动。同时，GRADE 系统方法学认为在临床决策时，需要综合考虑干预措施疗效的证据质量等级、干预措施的利弊分析、患者的意愿价值偏好以及资源消耗分析 4 个方面的因素，在此基础上，由临床医师做出最终决策，整个流程公开、透明、严密，充分体现了循证医学的理念，成为证据发展史上的里程碑事件。

　　GRADE 系统方法学对循证医学综合证据体系提出了新的定义，符合循证临床实践的内在要求。循证医学通过原始研究、二次研究的方法分别形成相关证据，并给予证据评价。循证医学创始人之一 Gordon Guyatt 教授就曾指出，循证医学两大基石：一是证据是分级的；二是循证实践中患者的意愿和偏好起着重要作用，也是往往被忽略的部分。偏好是微观经济学价值理论中的一个基础概念。偏好是主观的，也是相对的概念。偏好实际是潜藏在人们内心的一种情感和倾向，它是非直观的，引起偏好的感性因素多

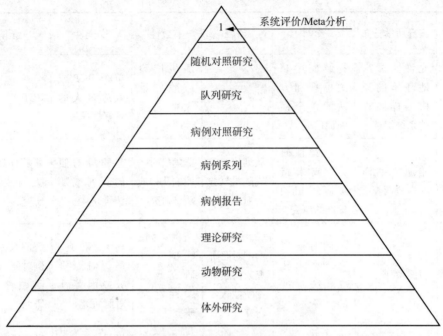

图 4-2　证据等级金字塔

于理性因素。偏好有明显的个体差异，也呈现出群体特征。因此，在循证实践证据体系
构建中，必须考虑患者意愿价值偏好的证据。GRADE 证据质量分级方法具体见表4-16，
其中无严重缺陷的随机对照试验属于高质量证据，无突出优势或有严重缺陷的观察性研
究属于低质量证据。影响证据质量的因素见表 4-17，明确显示：干预措施利大于弊或
弊大于利，给予强推荐；利弊不确定或无论质量高低的证据均显示利弊相当，给予弱
推荐。

表 4-16　GRADE 证据质量分级标准

证据分级	描述	研究类型
高级	非常确信真实的效应值接近效应估计值	RCT 质量升高二级的观察性研究
中级	对效应估计值有中等程度的信心：真实值有可能接近估计值，但仍存在二者大不相同的可能性	质量降低一级的 RCT 质量升高一级的观察性研究
低级	对效应估计值的确信程度有限：真实值可能与估计值大不相同	质量降低二级的 RCT 观察性研究
极低级	我们对效应估计值几乎没有信心：真实值很可能与估计值大不相同	质量降低三级的 RCT 质量降低一级的观察性研究 系列病例观察 个案报道

表 4-17　影响证据质量的因素

可能降低证据质量的因素	可能增加证据质量的因素
研究的局限性	效应值很大
结果不一致	可能的混杂因素会降低疗效
间接证据	剂量-效应关系
精确度不够	
发表偏倚	

附：其他分级方法

（1）美国预防医学工作组（U.S. Preventive Services Task Force）的分级方法　可以用于评价治疗或筛查的证据质量。

①Ⅰ级证据：自至少一个设计良好的随机对照临床试验中获得的证据。

②Ⅱ-1级证据：自设计良好的非随机对照试验中获得的证据。

③Ⅱ-2级证据：来自设计良好的队列研究或病例对照研究（最好是多中心研究）的证据。

④Ⅱ-3级证据：来自多个带有或不带有干预的时间序列研究得出的证据。非对照试验中得出的差异极为明显的结果有时也可作为这一等级的证据。

⑤Ⅲ级证据：来自临床经验、描述性研究或专家委员会报告的权威意见。

（2）美国预防医学工作组（U.S. Preventive Services Task Force）的推荐评价标准　在临床指南和其他著述中，还有一套推荐评价体系，通过衡量医疗行为的风险与获益以及该操作基于何种证据等级来对医疗行为的医患沟通做出指导。

①A级推荐：良好的科学证据提示该医疗行为带来的获益实质性地压倒其潜在的风险。临床医生应当对适用的患者讨论该医疗行为。

②B级推荐：至少是尚可的证据提示该医疗行为带来的获益超过其潜在的风险。临床医生应对适用的患者讨论该医疗行为。

③C级推荐：至少是尚可的科学证据提示该医疗行为能提供益处，但获益与风险十分接近，无法进行一般性推荐。临床医生不需要提供此医疗行为，除非存在某些个体性考虑。

④D级推荐：至少是尚可的科学证据提示该医疗行为的潜在风险超过潜在获益。临床医生不应该向无症状的患者常规实施该医疗行为。

⑤Ⅰ级推荐：该医疗行为缺少科学证据，或证据质量低下，或相互冲突，例如风险与获益无法衡量和评估。临床医生应当帮助患者理解该医疗行为存在的不确定性。

（3）英国国家医疗保健服务部（National Health Service）使用的以字母标识的证据分级体系　上面的美国式分级体系仅适用于治疗或干预。临床在评价诊断准确性、疾病自然史和预后等方面也需要多种研究提供证据，为此，牛津循证医学中心（Oxford Centre for Evidence-based Medicine）提出了另外一套证据评价体系，可用于预防、诊断、预后、治疗和危害研究等领域的研究评价。

①A 级证据：具有一致性的、在不同群体中得到验证的随机对照临床研究、队列研究、全或无结论式研究、临床决策规则。

②B 级证据：具有一致性的回顾性队列研究、前瞻性队列研究、生态性研究、结果研究、病例对照研究，或是 A 级证据以外推得出的结论。

③C 级证据：病例系列研究或 B 级证据以外推得出的结论。

④D 级证据：没有关键性评价的专家意见，或是基于基础医学研究得出的证据。

总的来说，指导临床决策的证据质量是由临床数据的质量以及这些数据的临床"导向性"综合确定的。尽管上述证据分级系统之间有差异，但其目的相同，都是使临床研究信息的应用者明确哪些研究更有可能是最有效的。

针对中医药领域证据的分级，国内学者在引入循证医学理念的同时，结合中医辨证施治个体化的特点，对中医证据评价体系做了许多突破性的尝试。2007 年，刘建平结合中医药临床特点和研究现状，提出针对中医药的临床证据分级方法，为指南制定和临床决策提供了重要参考和依据。2009 年，李敬华等指出中医临床与西医学的一个明显区别是其坚持辨证论治，以"辨证论治"作为评价中医临床治疗文献质量等级的第一要素，并将辨证论治的研究列为 I 级证据，提出了中医治疗文献证据等级体系。何庆勇等在 2010 年基于大量文献分析、系统回顾国内外证据以及两轮专家咨询，制定了具有中医特色的临床证据分级与评分体系。2016 年，衷敬柏在对当前循证诊疗指南及中医诊疗指南有关证据评价方法进行系统分析的基础上，结合中医理论与临床特色，提出了中医临床诊疗证据评价方法的建议及推荐级别。2016 年，李慧等结合中医（中西医结合）的实践特点介绍了 GRADE 系统的应用方法，将其引入中医药领域面临的挑战与发展，认为 GRADE 在制定中医和中西医结合指南的应用中将逐渐成熟和普及。基于 GRADE 分级，结合中医针灸特色，探索如何制定针灸领域的证据质量分级方法尚待进一步研究。

二、针灸系统评价

（一）循证医学与系统评价

临床医生在为每个患者进行诊断、治疗决策时，应尽量使用当前最佳的研究证据。获得"当前最佳研究证据"的途径有：①自己和同事的经验；②教科书和杂志；③学术会议的信息；④文献综述（review articles）；⑤系统评价；⑥定期更新的电子系统评价。

系统评价是循证医学的重要组成部分，也是寻求证据的最常用最有效的一种方法。系统评价是指使用系统的、明确的方法针对某一特定的临床问题，系统全面地收集所有已发表或未发表的相关临床研究，采用统一的纳入与排除标准筛选出合格的研究、科学的工具进行严格评价，用统计学方法进行定量的综合，或用描述性方法进行定性的综合，得出综合性结论的研究。当系统评价采用了定量合成的方法对资料进行统计学处理时称为 Meta 分析，故 Meta 分析只是系统评价中的一种重要的统计方法。

（二）循证医学与针灸研究

循证医学在西方的兴起为针灸研究带来了新的评估方法及新的挑战，近年来发表的针灸研究文章的数量不断增加，例如仅从中国期刊全文数据库中检索 1987—2006 年关于针灸治疗失眠的文献就有 300 多篇，然而对针灸治疗失眠症的系统评价，只纳入了 6 篇随机对照试验文献进行分析，得出的结论是针灸治疗失眠症可能有效，由于试验方法学质量较低，尚不能充分肯定，还需要高质量试验进一步证实。对这些随机对照研究的系统评价不仅可以帮助我们了解当前研究的结果，同时也使我们认识到在研究设计方面存在的不足，单凭一种设计并不能回答所有问题。此前已经完成针灸治疗中风、抑郁症、癫痫、精神分裂症、原发性头痛、偏头痛、肩痛、术后恶心、呕吐、放化疗后呕吐、经前综合征、失眠、哮喘、类风湿关节炎、骨关节炎、慢性便秘、肠易激综合征、小儿遗尿、下腰背痛、可卡因依赖、阿片依赖、戒烟、网球肘、血管性痴呆、贝尔面瘫、腕管综合征、颈部疾患等的循证医学系统评价，为针灸临床疗效的肯定与深入研究提供了充分的证据。

基于循证医学严格评价的理论，之前报道的某些针灸临床试验在设计方法方面存在不足之处，其结果不具说服力。这些不足主要包括随机方法不恰当或无随机、对照设立不合理、缺少客观的疗效评价方法、研究者未进行适当的隐蔽、随访时间太短以及统计方法不恰当等。为提高中国针灸临床研究质量，推动中国针灸研究发展到领先水平，我们应根据针灸本身的特点，努力探索和创新，走具有中医特色的研究之路，而不是盲目照搬西方药物研究的方法；发展出既能被严格的现代科学研究标准所接受，又不失中医针灸临床实践精髓的研究方法，从而恰当评价针灸在现代社会中的地位。

自 20 世纪 70 年代以来，西方越来越普遍地运用针刺疗法治疗不同疾病，尤其是慢性疾病。随着针刺疗法和其他补充与替代疗法的广泛应用，迫切需要对这些疗法进行科学评价。自 1991 年美国国会授权成立国立卫生院（NIH）替代医学办公室开始，1994 年美国食品药品监督管理局（FDA）工作组将针灸针归类为医疗器械，1997 年 NIH 针刺疗法听证会确认了针灸对某些疾病的有效性。20 世纪 90 年代末，随着美国和其他西方国家研究资金投入的增加，有关针刺疗法的临床试验数量大幅增加。例如，美国补充与替代医学中心（NCCAM）和国立卫生院在包括针刺疗法在内的补充与替代医学方面投入的研究资金从 1992 年的 200 万增加到 2006 年的 1230 万。数据显示，1997—2007 的 10 年间有超过 500 项随机对照临床试验（RCTs）发表，而 1987—1997 年同样 10 年间仅有 125 项 RCT 试验发表。至今国际 SCI 刊登的有关针灸研究的科学论文已经超过了 6000 篇。近年来，针刺疗法的临床试验研究也开始引入循证医学的方法进行严格的科学评价。

（三）针灸系统评价

循证医学的概念形成于 20 世纪 90 年代。Sackett 等在他们的文章中提出："循证医学是用一种负责的、明确的和理智的方法，采用现有的最好的证据来制定对个体病人的治疗方案。"根据循证医学的要求，有效的证据应该由良好的研究中心根据随机对照临床试验得出。而最好的或最有效的证据应该基于对已有证据的系统评价——对已有证据进行科学分类后，做出总结性评价。系统评价常用 Meta-analysis 的方法，合并世界范围同类的多项 RCT 试验数据，不仅对结果进行分析，而且对研究方法学的质量进行评价。随着针灸 RCT 研究数量的迅速增加，对针灸研究进行系统评价显得更加必要，其研究结果已成为供患者、医生以及政策制定者参考的重要途径。针灸研究的系统评价国内外报道均较多。

1. 疼痛类与非疼痛类系统评价 2018 年以前针灸研究方面的系统评价可大致分为两大类：①疼痛类：如慢性疼痛、背痛、肩痛、肘痛、骨关节炎疼痛、肌纤维痛、手术后疼痛、牙痛、头痛、带状疱疹疼痛、分娩痛及颞下颌关节紊乱综合征等，见表 4-18。②非疼痛类：如恶心呕吐、肠易激惹综合征、哮喘、中风、戒毒、戒烟、失眠、精神分裂症和抑郁症等疾病，见表 4-19。

表 4-18 针灸治疗疼痛类疾病/症状的系统评价

疼痛性疾病/症状	作者	纳入试验数	结论
慢性疼痛	Ezzo et al, 2000	51	不确定
	Smith LA et al, 2000	13	不确定
	Trinh KV et al, 2006	10	有效
	Vickers AJ et al, 2012	26	有效
	Vickers AJ et al, 2018	39	有效
腰背疼痛	van Tulder MW et al, 1999	11	不确定
	Ernst E et al, 2002	9	有效
	Manheimer et al, 2005	33	有效
	Furlan et al, 2005	35	有效
	Lam M et al, 2013	25	有效
骨关节炎	Ferrández Infante A et al, 2002	4	不确定
	Kwon YD et al, 2006	18	有效（膝）/不确定（髋）
	Manheimer E et al, 2007	13	有效/不确定
	White et al, 2007	13	有效
	Shim JW et al, 2016	31	有效
肌纤维痛	Mayhew E et al, 2007	5	无效
	Martin-Sanchez E et al, 2009	6	无效
	Langhorst J et al, 2010	7	不确定
	Yang B et al, 2014	9	不确定

疼痛性疾病/症状	作者	纳入试验数	结论
肩痛	Green S et al, 2005	9	不确定
	Lee JA et al, 2012	7	有效
	Lee SH et al, 2016	12	不确定
	Chau JPC et al, 2018	29	不确定
肘痛	Green et al, 2002	4	不确定
	Trinh et al, 2004	6	有效
	Gadau M et al, 2004	19	有效
牙痛	Ernst et al, 1998	16	有效
头痛	Melchart et al, 1999	22	有效趋势
	Melchart et al, 2001	26	有效趋势
	Davis MA et al, 2001	8	不确定
	Sun Y et al, 2011	31	有效
	Zhao L et al, 2011	16	有效
分娩痛	Lee & Ernst, 2004	3	有效/不确定
	Smith CA et al, 2006	3	有效/不确定
带状疱疹	Yu XM et al, 2007	10	有效
	Coyle ME et al, 2017	9	有效趋势
颞下颌关节紊乱综合征	Ernst E et al, 1999	10	有效趋势
	La Touche R et al, 2010	8	有效趋势
	Fernandes AC et al, 2017	9	有效趋势

表4-19 针灸治疗非疼痛类疾病/症状的系统评价

非疼痛性疾病/症状	作者	包括的试验数量	结论
恶心呕吐	Ezzo JM et al, 2006	11	有效/不确定
	Helmreich RJ et al, 2007	13	有效趋势
	Shiao SY et al, 2006	72	有效
	Dune LS et al, 2006	12	有效
	Cheong KB et al, 2013	30	有效
	Shin HC et al, 2016	8	有效

非疼痛性疾病/症状	作者	包括的试验数量	结论
肠易激综合征	Lim B et al, 2006	6	不确定
	Manheimer E et al, 2012	17	无效
	Chao GQ et al, 2014	6	有效
	Zhu L et al, 2018	29	有效
哮喘	Martin J et al, 2002	12	不确定
	McCarney RW et al, 2004	11	不确定
	Liu CF et al, 2015	7	不确定
精神分裂症	Rathbone J et al, 2005	5	不确定
	Lee MS et al, 2009	13	不确定
	van den Noort M et al, 2018	26	不确定
化疗致白细胞减少症	Lu W et al, 2007	11	有效/不确定
中风	Sze Fk et al, 2002	14	不确定/有效
	Zhang SH et al, 2005	14	不确定
	Wu HM et al, 2006	5	不确定
	Liu AJ et al, 2015	18	有效趋势
	Sibbritt D et al, 2018	59	无效
可卡因依赖	Gates S et al, 2006	7	不确定
成瘾	Yu XM et al, 2007	24	不确定
	White et al, 1997	16	无效
遗尿	Bower WF et al, 2005	11	有效趋势
	Lv ZT et al, 2015	21	有效
失眠	Sok SR et al, 2003	11	有效趋势/不确定
	Cheuk D et al, 2007	7	不确定
	Yeung WF et al, 2009	20	不确定
	Lee SH et al, 2016	13	有效趋势
	Shergis JL et al, 2016	30	有效趋势
抑郁症	Smith CA et al, 2005	7	不确定
	Smith CA et al, 2010	30	不确定
	Smith CA et al, 2018	64	有效趋势

　　如表4-18和表4-19所示，尽管2007年以前针灸临床研究有效的报道数量很多，但是许多研究结果存在矛盾及争议，大量对针灸疗效的系统评价结论是"不确定"。进

一步分析来看，这可能与这些研究的设计质量欠佳有关，由于研究方法方面的不足，评价者不能得出确定的研究结论，这给针灸临床研究带来方法学上的挑战。针灸临床研究面临的挑战还包括中医与西医学科体系之间存在的差异。西方研究的方法学体系是为研究西医，特别是研究药物的有效性而产生的。针刺疗法要求将针刺入体内，显然要设计合适的盲法对照组更为困难。此外，大部分的此类研究未能采用仔细、循序渐进的方法，一些大样本试验之前并未进行探索性的初步研究。

另外，中文发表的针灸临床试验全部是阳性结果。Vickers 等发现在 252 项符合入选标准的针灸临床试验中，所有来自中国、日本的研究结果均为有效。中国和俄罗斯/苏联所研究的所有治疗方法没有一项是无效的。作者认为这些国家所报道的高比例的阳性结果是异乎寻常的，可能与发表和出版方面的偏倚有关。

2. 国内外常见系统评价　研究者检索 2005—2013 年间的针灸临床研究的英文文献1223 篇，题目或摘要中包含"系统评价"，要求纳入的临床随机对照试验摘要中必须报告样本量，样本量≥500 人，多中心研究，且未被纳入已有的系统评价中，结果显示，有 183 篇英文系统评价符合要求。系统评价主要包括以下几方面。

（1）*疼痛有关疾病*　证明可能有疗效的有头痛、慢性痛症、偏头痛、痛经、骨关节炎、踝关节扭伤、一般性疼痛、癌痛、分娩痛、前列腺炎、颞下颌关节紊乱综合征、足跟痛、胎痛；证据不明确的有背痛、颈痛、手术镇痛、术后痛、纤维肌痛、类风湿关节炎、肩痛；无效的有腕管综合征。

（2）*健康状况方面*　证明可能有疗效的有失眠、肥胖、戒烟、术后恶心呕吐、多动腿（不宁腿）、便秘；证据不明确的有癌症不良反应、肠易激综合征、鼻炎、血压、更年期症状、经前期综合征、肠胃疾病、耳鸣、干眼、运动表现、口干症、生活质量、勃起功能障碍；无效的有妊娠期恶心。

（3）*情志状况方面*　证明可能有疗效的有抑郁症、精神分裂症、焦虑、创伤后应激障碍；证据不明确的有阿片成瘾、慢性疲劳综合征、药物成瘾；无效的有酒精依赖、可卡因成瘾。

有研究者以 OQAQ（Oxman-Guyatt Overview Quality Assessment Questionnaire）为评价要点，分析国内针灸系统评价/Meta 分析方法学质量的不足之处。他们检索了 63 篇文献，其中有 11 篇存在数据合并不当（多表现为临床异质性的数据进行了合并）、数据合成模型选择错误、森林图图示有误等不足，而出现这些错误的关键是研究者没有掌握Meta 分析的前提条件及其合成模型。要进行 Meta 分析，所纳入的研究必须有足够的相似性，即临床同质性。另有 9 篇研究报道要素缺失，在一定程度上影响了对数据合并正确性的判定。

系统评价/Meta 分析的目的是对研究资料进行综合分析，得到一个全面综合的结论，以指导决策或促进临床实践。如果合并方法得当，数据的合成将为所得出的有意义结论提供有力的工具，而合并错误则只能误导使用者。数据合并常用的方法是 Meta 分析，能够增加疗效效应量的强度，改进精确性，甚至产生新的假设，但它不是万能的。随着循证针灸学的发展，国内有关针灸系统评价/Meta 分析的研究日益增多，在针灸临床研究和实践中起着越来越重要的作用。只有高质量的研究才能有效地指导临床实践，否则将误导证据使用者。因此，研究者必须严格把握 Meta 分析的前提条件，数据合并的正确与否直接关系到研究结果的真实性。而高质量的针刺临床研究应是符合针刺临床试验干预措施报告标准的研究。

（四）针刺临床试验报告标准

1992 年，*Science* 杂志提出 B2B（bench to bedside，从实验室到临床）的概念。1993 年，循证医学奠基人之一的 Iain Chalmers 博士在英国发起成立了世界上第一个以 Cochrane 名字命名的 Cochrane 中心。2007 年 5 月，WHO 国际临床试验注册平台（World Health Organization International Clinical Trial Registration Platform，WHO ICTRP，http：//www. who. int/ictrp/en/）正式运行。2001 年，《针刺临床试验干预措施报告标准》（*STRICTA*），由国际知名的 16 位有经验的针灸师和针灸科研人员在英国 EXETER 大学起草（详见第六章第二节）。

（五）循证医学信息资源

国外的循证医学数据库起步较早，发展至今已比较完善。我国的循证医学概念虽然在 20 世纪 90 年代就已经引入，但至今没有一个被大家普遍认可并广泛使用的循证医学数据库。从患者人数和就医环境来看，我国医疗环境面临的问题相比国外更加严峻，对循证医学数据库的需求更加强烈。我们可以借鉴国外成功的循证医学数据库结构、内容组织以及证据评价方面的成功方法，为构建国内的循证医学数据库提供参考。目前，循证医学常见的数据库主要有 Medline、Cochrane Library、EBM Reviews、Clinical Evidence 四大类。国外知名的循证医学数据库除此之外还有 UpToDate、DynaMed、Medskills 和 CISMeF。常见循证医学资源类型及主要来源见表 4-20。

表 4-20　常见循证医学资源类型及主要来源

循证医学资源类型	含义	主要资源
计算机决策支持系统	对资源进行整合，使查询者最快获得当前最佳证据并不能告诉决策者应该怎么做	BMJ Clinical Evidence Up to date、Pier、Clinical e-guide、Micromedex
循证杂志概述性摘要	对综述或原始研究进行评估提炼形成的摘要	ACP Journal Club Evidence based medicine…
Cochrane 综述	Cochrane 协作网开发的 Cochrane 系统评价资源	Cochrane Library
期刊中发表的原始文献	数据库中收录的所有文献	PubMed/Medline Embase、ISI、Scopus 国内文献数据库

此外，随机对照试验（randomized control trial，RCT）在过去占主导地位，但有研究表明，大数据时代 RCT 的主导地位可能会被大数据临床研究所颠覆，当数据挖掘技

术能够充分满足对大数据的统计分析时，可直接对总体样本（全集）进行分析，得出相应的结论。已有研究利用机器学习技术进行系统综述中文献的筛选与阅读工作。如某研究中尝试比较"机器人阅读"和"人工阅读"的评阅临床试验类文章偏倚程度，分别评估了来自 The Cochrane Library 的 12808 个研究的 PDF 文稿数据，结论是文献偏倚评估质量接近，并且可以节约大量工作量和时间。利用语义技术结合机器学习、人工智能技术，使循证医学证据准确的获得、迅速转化并实时更新成为可能。

大数据分析需要临床医生、生物统计专家、数据处理专家以及卫生决策者共同参与，才能实现应用和转化，并且能广泛汇集医生及患者评价。此外，面对大数据，证据的采集、整合、分析、处理、研究完全靠个人电脑完成已显得非常困难，研究者应利用云计算的统计分析软件或研究开发诸如基于大数据的智能机器人自主学习等技术完成大数据的分析和挖掘，促进循证医学进一步变革和发展。

三、针灸临床实践指南

（一）概述

临床实践指南（clinical practice guidelines）是基于现有最佳的循证医学证据，以指导医生进行临床决策的意见。1990 年，美国医学研究所提出了临床实践指南的定义，是指"针对特定的临床情况，系统地制定出帮助临床医生和患者做出恰当医疗处理的指导性意见"。其对后续国际上临床指南的制定和发展产生了深远的影响。随着循证医学的发展及其对临床实践指南的影响，2011 年该定义更新为"基于系统评价的证据和平衡了不同干预措施的利弊，在此基础上形成的能够为患者提供最佳保健服务的推荐意见"，强调指出系统评价的循证医学证据的重要性。临床实践指南是连接研究证据和临床实践的桥梁。循证的临床实践指南主要包括两方面内容：一是在广泛的检索和收集临床证据的基础上，按照循证医学的方法对临床证据进行综合、概括和分级；二是将推荐意见与相关的证据质量明确地联系起来，依据对现有证据进行评价的结果来确定推荐意见。临床实践指南作为当前医疗实践中的指导性文件，是降低医疗成本和患者负担、改变医疗资源分布不均的有效途径，是提高医疗服务整体水平的重要手段，是健全医疗体制改革的重要支撑。

需要指出的是，"专家共识"不等同于循证临床实践指南，其包括：①非正式共识方法（informal consensus development）：由一组专家开会讨论，将一次或多次开会讨论后形成的专家共识作为推荐意见，再由专业学会或政府机构进行共识的发布。这种共识文件只包括推荐意见但缺乏形成推荐意见的证据和制定指南的背景及方法介绍，类似于一种"主观整体评估法"。②正式的共识方法（formal consensus development）：就某一疗法给专家组提供相关研究证据的综述文章及可能的适应证清单，专家组成员各自对每一个可能的适应证打分评价其适用性，然后开会讨论小组集体打分和个人不一致的地方，重复打分评价。同上述非正式共识方法一样，专家的主观意见仍是确定适用性的基础，虽然也考虑了研究证据，但没有将推荐意见与相关证据的质量明确地联系在一起。

　　临床医学已进入循证医学时代，中医的临床实践指南同样应当是循证的临床实践指南，这是发展现代中医、提高医疗服务水平、提高质量管理的重要手段，是体现中医最佳治疗方案或方法的有效载体，是规范中医临床实践，提高临床疗效和安全的有效途径。2006年12月，世界卫生组织（WHO）西太地区传统医学办公室与中国中医科学院签署了关于制定中医临床实践指南的任务书，包括27种疾病（发表时为28种）的中医临床实践指南及5种疾病的针灸临床实践指南，并于2011年由中国中医药出版社正式出版中文版，这是真正意义上编制的循证中医临床实践指南。循证针灸临床实践指南是根据针灸临床优势，针对特定临床情况，参照古代文献、名医经验以及现代最佳临床研究证据，结合患者的价值观和意愿，系统研制的帮助临床医生和患者做出恰当针灸处理的指导性意见。目前，已有多种疾病的循证针灸临床实践指南发布，充实了针灸标准体系，对科学指导针灸临床实践、保障针灸临床疗效和安全性、规范针灸行业管理、推进针灸现代化和信息化具有重要的现实意义。

（二）循证针灸临床指南制定过程

　　国际著名的指南开发平台如英国国家卫生与临床优化研究所（The UK National Institute for Health and Clinical Excellence，NICE）和苏格兰学院间指南网络（The Scottish Intercollegiate Guidelines Network，SIGN）均发布了指南制定者手册；WHO也发布了指南制定手册（WHO Handbook for Guideline Development），对指南制定流程包括指南设计、指南小组的设立、利益声明和管理、问题提出和结局选择、证据检索和合成、证据评价、推荐建议的形成、指南开发和发表、实施和评价等均进行了详细说明。NICE临床实践指南的制定遵循严格的程序和方法，以保证其推荐意见有科学客观的证据支持。在其发布的临床指南制定手册中包括10个步骤（图4-3）。

　　针灸临床实践指南的制定应符合循证实践指南制定的一般原则，同时，必须遵循针灸学自身所具有的特点和规律。现以《循证针灸临床实践指南偏头痛（修订版）》2014年更新版为例，列举其基本步骤如下：

　　1. 确定临床指南范畴：根据特定临床实践中的特定问题，明确指南的必要性、目的和适用范围。如偏头痛指南的制定目标是为临床医生提供偏头痛高质量的针灸治疗方案，使用人群主要为执业中医师、执业助理中医师、非针灸专业的医务人员、患者及针灸科研人员，适用疾病范围是偏头痛，主要人群是成人。

　　2. 成立指南制定小组：由该项目负责人、临床专家、系统综述专家、卫生经济学家、信息学人员组成。偏头痛指南的小组人员包括针灸临床专家、循证医学方法学专家、文献学专家、信息学专家等多学科专业人员，指导和确立制定指南的规范程序。

　　3. 形成系统综述问题：系统综述问题由临床指南范畴转化而来，一般确定15~20个具体的综述问题，通常包括诊断、治疗和预后三方面。每个治疗问题均采用P（patients）I（interventions）C（comparisons）O（outcomes）的方式。

　　4. 寻找证据：提出问题后，写出进行各个问题系统综述的具体方案，包括综述问题、目的、纳入研究的标准、检索方法和策略、系统综述的方法（如Meta分析）。文献

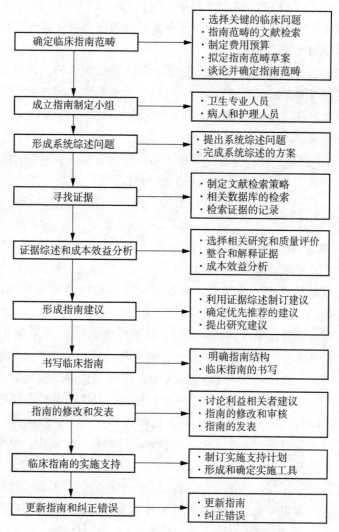

图 4-3 NICE 制定循证临床实践指南的具体步骤

检索的过程就是搜集证据的过程，尽量查全、查准，保证检索证据的过程透明、全面、可重复。

5. 证据综述和成本效益分析：完成文献检索后需要阅读、筛选、评价所检索到的证据，采用系统综述的方法进行证据的综述，保证指南的推荐意见是基于最佳的证据，主要包括选择相关研究、评价研究质量、整合证据和解释结果 4 个步骤。

6. 形成指南建议：推荐等级主要采用 WHO 推荐 GRADE（grades of recommendation，assessment，development and evaluation）系统，其中推荐等级分为强和弱推荐两级。

7. 书写临床指南：指南的基本结构包括摘要、简介、方法、推荐意见相关的综述问题和证据、参考资料、附录。

8. 指南的修改和发表：指南发表前重视和讨论利益相关者的建议。指南的发表主要是为了将指南的关键信息传递给媒体、出版社以及公众，促进指南的应用和推广。如偏头痛指南于 2013 年 9 月和 2014 年 3 月举行两次指南项目审查会议，最终作为中国针灸学会标准 ZJ/T E005—2014《循证针灸临床实践指南偏头痛（修订版）》于 2014 年 5 月 31 日发布，中国中医药出版社出版。

9. 临床指南的实施支持：旨在促进指南建议的领会和理解，开发指南实施工具以推动指南的应用。如偏头痛指南编写组以《〈循证针灸临床实践指南：偏头痛〉2014 更新版解读》为题发表在《中国针灸》杂志上，为临床医生使用 2014 版指南提供便利的指导。

10. 更新指南和纠正错误：指南一般每三年需进行更新。如偏头痛指南 2014 版是对 2010 年《循证针灸临床实践指南：偏头痛》的修订再版。

（三）针灸临床指南

1. 中国针灸学会制定的针灸指南　中国针灸学会于 2007 年 7 月承担了 WHO 西太区循证针灸临床实践指南的编写任务，该项目的主要任务是编制针灸治疗抑郁症、带状疱疹、中风假性延髓性麻痹、偏头痛、贝尔面瘫 5 种疾病的循证针灸临床实践指南。2009 年 1 月，《WHO 西太区循证针灸临床实践指南（草案）》通过专家组验收。国家中医药管理局中医药标准化项目《临床病证针灸治疗指南》于 2010 年 4 月 17 日启动了坐骨神经痛、原发性痛经、腰痛、慢性便秘、神经根性颈椎病、成人支气管哮喘、肩周炎、失眠、慢性胃炎、膝骨关节炎 10 个疾病的临床实践指南的编写工作，其方法学采用 GRADE 证据质量分级和推荐强度系统评估，在此结果基础上进行证据评估并形成推荐分级，并于 2014 年 7 月 25 日发布了 10 个病种（包括 5 个更新病种）的循证针灸临床实践指南，即抑郁症、带状疱疹、中风假性延髓性麻痹、偏头痛、贝尔面瘫、慢性便秘、腰痛、原发性痛经、失眠及成人支气管哮喘。2015 年 11 月 26 日，中国针灸学会又发布了 9 项循证针灸临床实践指南，包括神经根型颈椎病、肩周炎、膝骨关节炎、慢性萎缩性胃炎、过敏性鼻炎、突发性耳聋、原发性三叉神经痛、糖尿病周围神经病变和单纯性肥胖病。

2. 国内非针灸专业中医学会指南中的针灸内容　国内非针灸专业学会如中华中医药学会等制定的众多中医药类指南，大多包括针灸内容，如《中医儿科临床诊疗指南·精神发育迟滞（制订）》为国家中医药管理局立项的《2014 年中医药部门公共卫生服务补助资金中医药标准制修订项目》之一，项目负责部门为中华中医药学会，在中医临床诊疗指南制修订专家总指导组和儿科专家指导组的指导、监督下实施。其"6.4　针灸疗法"的内容归纳如下：

（1）头针主穴：四神聪、百会、本神、脑户、风池（推荐级别：C）；或百会、四神聪、神庭、本神、头维、脑户、风池（推荐级别：D）；或智三针、颞三针、四神聪、百会（推荐级别：D）……

（2）体针醒脑开窍可选用印堂、内关、三阴交、长强……（推荐级别：D）。

（3）耳针取心、肾、肝、脾、皮质下、脑干、神门、内分泌，每次取单耳。隔日 1 次（推荐级别：D）。

（4）灸法灸足踝3壮，或灸心俞、脾俞、扶阳灸（神阙、关元、气海）、强壮穴（足三里、三阴交）各3壮。1日1次。用于脾肾两虚证、心脾两虚证（推荐级别：D）。

（5）腧穴注射主穴：①风池、足三里；②大椎、内关；③哑门、肾俞……（推荐级别：D）。

3. 国内西医专业学会指南中的针灸内容 如中华医学会神经病学分会及其脑血管病学组制定的更新指南《中国急性缺血性脑卒中诊治指南2014》，其"（四）中医中药-2针刺"部分的内容如下：目前已发表较多关于针刺治疗脑卒中疗效的临床试验，但研究质量参差不齐，结果不一致。Cochrane系统评价共纳入14个随机对照试验（共1208例患者），荟萃分析显示，与对照组相比，针刺组远期死亡或残疾人数降低，差异达统计学意义的临界值（P=0.05），神经功能缺损评分显著改善。但对针刺与假针刺进行比较的试验未能重复以上结果。推荐意见：中成药和针刺治疗急性脑梗死的疗效尚需更多高质量随机对照试验进一步证实。建议根据具体情况结合患者意愿决定是否选用针刺（Ⅱ级推荐，B级证据）或中成药治疗（Ⅲ级推荐，C级证据）。

4. 国外专业学会指南中的针灸内容 国外专业学会中罕有专门制定针灸指南的。尽管总体来说推荐的证据级别不高，但国外专业学会的临床指南对针灸的内容越来越重视。目前美国国立临床诊疗指南数据库（National Guideline Clearinghouse，NGC，http：//www.guidelines.gov/）、英国国家健康和临床研究所（National Institute for Health and Care Excellence，NICE，https：//www.nice.org.uk/）、国际指南协会（Guidelines International Network，GIN，http：//www.g-i-n.net/）、加拿大医学会临床指南数据库（Canadian Medical Association Clinical Practice Guidelines Database，CMACPG，https：//www.cma.ca/En/Pages/clinicalpractice-guidelines.aspx）均有指南推荐针灸相关措施。其中美国国立临床诊疗指南数据库是目前全球具有较大影响力的临床实践指南数据库之一，推荐针灸相关措施的指南数量最多。NGC是由美国卫生健康研究与质量机构（Agency for Healthcare Research and Quality，AHRQ）、美国医学会（American Medical Association，AMA）和美国卫生健康计划协会（American Associationof Health Plans，AAHP）于1998年联合创立的一个提供临床实践指南和相关证据的免费数据库，目前收录了来自全世界300多个机构发布的2000多篇指南。截至2015年5月29日，NGC收入的指南中有2.06%（51/2，475）考虑针灸作为干预方法之一，但只有39个指南给出了推荐强度和证据等级，其中80条推荐意见中，49条推荐针灸疗法，31条不推荐针灸疗法。49条推荐中有75.51%（37/49）是疼痛性疾病，以运动系统疼痛（如慢性颈胸痛、神经根型颈椎病、肩关节病、慢性肱骨外上髁痛、慢性中度至重度腰痛、非特异性和非炎性腰痛、转运髋部骨折患者去医院、慢性骨关节病、髋关节置换术、慢性膝骨关节病或膝骨关节炎慢性中度至重度疼痛）占绝大多数，其余则是头痛、外伤性疾病、生殖器疾病、原发性痛经、慢性多系统疾病；非疼痛性疾病占24.49%（12/49），如反复尿路感染、胃轻瘫、创伤后应激障碍、癌症（化疗所致恶心和呕吐、癌症相关的疼痛周围神经病变、癌症存活者疲劳）、术后恶心呕吐、慢性多系统疾病以疲劳为主的症状。

第五章　现代针灸实验研究 ▷▷▷▷

第一节　实验对象

一、常用实验动物

实验动物是经过人工饲养、繁育，所携带的微生物和寄生虫受到人为控制，具有明确遗传背景和来源的，应用于教学、科研、生产、检验及其他科学实验的动物。实验动物按微生物控制标准可分为以下四个等级：I级普通动物（conventional animal，简称 CV）、II级清洁级动物（clean animal，简称 CL）、III级无特定病原体动物（specific pathogen free，简称 SPF）、IV级无菌动物（germ free，简称 GF）和悉生动物（gnotobiotic animal，简称 GN）。

（一）小鼠

1. 基本特征　昼伏夜出，喜安静，喜啃咬，对环境变化反应敏感；门齿终身生长，有胆囊，雌性子宫为 Y 形双角子宫。小鼠 6~7 周龄达到性成熟，正常寿命为 2~3 年。成年雄性小鼠体重为 20~49g，雌性小鼠 18~40g。小鼠正常体温为 37~39℃，呼吸为 84~230 次/分，心率为 470~780 次/分，血压为（95~125）/（67~90）mmHg。

2. 应用特点　广泛应用于多种抗肿瘤、抗结核、抗疟疾药物的筛选研究；对多种病原体和毒素敏感，适用于流感、脑炎、狂犬病、支原体、血吸虫等疾病的研究；许多品系存在自发性肿瘤，且这些自发性肿瘤与人体肿瘤在肿瘤发生学上近似，因此可进行肿瘤学研究；某些品系的免疫缺陷小鼠可用于研究免疫细胞的相关功能；老年小鼠常伴有各种老年性疾病，可用于研究老年性疾病的发病机制。

3. 常用品系

（1）常用近交系　①C57BL/6 小鼠：被毛黑色，眼畸形，对放射性物质耐受性强，对结核杆菌具耐受性。②BALB/c 小鼠：被毛白色，血压相对较高，常伴有心脏损害及动脉硬化，对放射性照射极为敏感，常用于单克隆抗体的制备和免疫学研究。

（2）常用封闭群　①NIH 小鼠：被毛白色，身体健壮，雄性好斗，常用于生物制品及药品的检验测定及药理、毒理研究，国际上被选定为某些生物制品检定实验的法规动物。②昆明小鼠：被毛白色，繁殖能力强，对环境适应性、对疾病抵抗能力强，广泛用于生物制品及药品的检验测定以及药理、毒理、细菌、病毒等研究。

（3）常用突变系 ①裸鼠：无毛，胸腺先天缺陷，T淋巴细胞缺损，缺乏免疫应答，易受外界细菌及病毒的侵袭。多种不同类型的器官组织可移植于裸鼠体内而不发生免疫排异反应。②糖尿病小鼠：腋下及腹股沟皮下组织有异常的脂肪沉积，血糖高。雌性无生殖能力。

（二）大鼠

1. 基本特征 性情温顺，昼伏夜出，喜安静，喜啃咬，嗅觉灵敏，对环境变化反应敏感；门齿终身生长，无胆囊，雌性子宫为Y形双角子宫；雄性8周龄、雌性10周龄达到性成熟。大鼠正常寿命为2~3年。成年雄性大鼠体重为300~600g，雌性大鼠为250~500g。大鼠正常体温为37.8~38.7℃，呼吸为66~114次/分，心率为260~350次/分，血压为120/80mmHg。

2. 应用特点 体形适中，繁殖快，易饲养，行为多样化。大鼠血压和血管阻力对药物反应敏感，常被用作心血管药物的药理作用研究及新药筛选；大鼠的行为表现多样化，常用于各种神经行为学如迷宫、奖惩、成瘾等行为学实验；大鼠对化学致癌物较为敏感，可复制各种肿瘤模型；大鼠对多种细菌、病毒、寄生虫敏感，可复制多种细菌和病毒性疾病模型。

3. 常用品系

（1）常用近交系 ①ACI系大鼠：背部黑色，腹部及四肢白色被毛，可伴自发性肿瘤，血清甲状腺素含量低，28%雄鼠及20%雌鼠患有遗传缺陷病。②Lou/CN大鼠：被毛白色，为免疫细胞瘤高发品系。其常用于免疫学研究，70%免疫细胞瘤合成并分泌单克隆免疫球蛋白，可用于制备单克隆抗体。

（2）常用封闭群 ①Wistar大鼠：是目前使用最为广泛的大鼠品系之一。其头部宽，被毛白色，尾长小于身长，性格温顺，抗病能力强，自发性肿瘤发生率低。

②SD（Sprague Dawley）大鼠：被毛白色，头狭长，尾长接近身长；对疾病尤其是呼吸道疾病的抗病能力较强，自发性肿瘤的发生率较低，对性激素敏感性高，常用于营养学和内分泌系统研究。

（3）常用突变系 裸鼠躯干部被毛稀少，头、四肢及尾部被毛较多；易患呼吸道疾病，先天无胸腺，T淋巴细胞功能缺陷，B淋巴细胞功能正常，NK细胞活力增加，一般用于肿瘤移植研究。

（三）豚鼠

1. 基本特征 温顺胆小，昼出夜伏，喜安静，食草，听、嗅觉十分发达，对环境极为敏感；对抗生素亦十分敏感，如使用青霉素，无论剂量如何均可引起小肠和结肠炎，甚至死亡；体内无法合成维生素C，因此需要外源性添加维生素C以补充需要。雄性豚鼠10周龄达到性成熟，雌性豚鼠30~45日龄即可达到性成熟。豚鼠寿命为4~5年，最长可达8年。豚鼠正常体温为37.8~39.5℃，呼吸为69~104次/分，心率为

200~360 次/分，血压为 120/75mmHg。

2. 应用特点　对组胺类药物敏感，常用于测试抗组胺药物；对结核杆菌高度敏感，是研究抗结核药物的首选动物；是哮喘等过敏性呼吸道疾病良好的动物模型；是过敏性休克和变态反应研究的首选动物；血清溶血补体活性最高，是免疫学实验中补体的主要来源；耳道有特殊宽大的结构，适用于进行听力等耳科学研究。

3. 常用品系

（1）英国种　也称荷兰种。被毛短，可有单色、双色和三色，其中三色最常见；繁殖能力强，生长迅速，性情温顺。

（2）安哥拉种　被毛细长，常遮住头面及躯体四肢。

（四）犬

1. 基本特征　肉食性动物，嗅觉及听觉灵敏，视力较差，但暗视野发达；具有发达的循环系统、神经系统。雄犬 1.5~2 岁、雌犬 1~1.5 岁为适配年龄。犬的寿命为 10~20 年。犬的正常体温为 38.5~39.5℃，呼吸为 15~30 次/分，心率为 80~120 次/分，劲动脉血压为（108~189）mmHg/（75~122）mmHg。

2. 应用特点　广泛应用于脑外科、心血管、外科、器官和组织移植等多种实验外科学研究；常用于临床前药理和毒理试验；可作为老年性痴呆、白内障、耳聋等老年病和老化机制研究的模型。

3. 常用品系

（1）比格犬　体型小，短毛，性情温顺，对环境适应能力强，抗病能力强。

（2）四系杂交犬　为供科研需要而专门培养的外科用犬。

（3）墨西哥无毛犬　因无毛多用于粉刺等皮肤病研究。

（五）猕猴

1. 基本特征　视觉、触觉和味觉灵敏；血液循环系统与人类相似；体内无法合成维生素 C，因此需要外源性补充以维持自身需要；对痢疾杆菌及结核杆菌高度敏感。雄性猕猴 4.5 岁、雌性猕猴 3.5 岁可达到性成熟。猕猴正常体温为 38~39℃，夜间为 36~37℃；呼吸为 31~52 次/分，心率为 150~160 次/分，血压为（120~146）/（84~98）mmHg。

2. 应用特点　猕猴的生物学特性与人类近似，目前广泛应用于神经生物学、病理学、循环系统代谢、免疫性疾病、内分泌学等研究。此外，猕猴也被广泛应用于大脑相关功能、心理学、行为学研究。

（六）鱼

1. 基本特征　变温动物，体温可随水温变化而改变；利用腮和皮肤进行气体交换；无淋巴结，有胸腺；肾脏具有排泄功能和造血功能。

2. 应用特点　对药物或毒物十分敏感，常用于药物急性毒性试验、环境监测等方面；利用温度的变化对鱼类进行代谢的检测，有助于观察温度对炎症、免疫等功能的影响；由于某些鱼类（如斑马鱼）的基因与人类存在高度同源性，因此可以作为模型生物应用于神经系统、免疫系统、心血管系统的发育、功能和疾病研究，也可应用于小分子化合物的新药筛选。

3. 常用品系　斑马鱼体型纤细，成体长 3~4cm，卵子体外受精和发育；胚胎发育同步且速度快，胚体透明，可用于研究胚胎发育分子机制；与人类 85% 基因具有同源性，可模拟人类疾病模型。

二、实验动物的麻醉方法

1. 常用麻醉方法　常用动物麻醉方法包括吸入法、注射法，其中注射法可分为全麻注射和局麻注射法。

2. 常用麻醉药物及特点

（1）全身麻醉药

①戊巴比妥钠：白色粉末，为中效巴比妥类药物；具有安全范围大、毒性小、麻醉潜伏期短、维持时间相对较长（2~4 小时）、对呼吸和循环系统抑制作用较小等优点；既可腹腔注射，也可静脉注射；常用配置浓度为 2%~3%，由生理盐水稀释而成。该类药物对大脑具有一定保护作用，因此在制备脑缺血再灌注模型时避免使用。

②乌拉坦：白色结晶颗粒状，具有起效快、麻醉维持时间较长（2~4 小时）、对器官功能扰乱小等特点，但常伴外周血压下降。

③水合氯醛：白色或透明无色结晶状，有刺激性臭味；为催眠、抗惊厥药物，小剂量即可抑制大脑皮层。近年来发现该类药物具有神经毒性，因此在神经系统相关生理和疾病研究中应避免使用。

④异氟烷：无色透明液体，易挥发；为吸入性麻醉药，麻醉诱导及复苏均较快，深度易控制、有一定肌松作用；在肝脏中代谢率低，对肝脏毒性小，在体内基本不参与代谢，对实验结果影响较小，动物死亡率低。

（2）局部麻醉药

①普鲁卡因：对皮肤和黏膜穿透力不强，因此需注射给药；显效快，注射后 1~3 分钟起效，可维持 30~45 分钟；具有轻度舒张血管作用，易被吸收入血而丧失药效，因此常配合少量肾上腺素以维持麻醉时间；常用浓度为 1%~2%。

②利多卡因：穿透力及作用效力较普鲁卡因高 2 倍，作用时间较长；常用浓度为 0.5%~1%。

第二节　常用检测技术

随着现代医学的高速发展和针灸学科与其他学科的交叉，现代针灸学的研究也得到了迅速的发展，尤其是现代医学中常用的检测技术，如组织形态学技术、分子生物学技术、电生理学技术、影像学技术以及近年来迅猛发展的系统生物学和光遗传学等前沿技术的应用，必将使现代针灸学的研究产生质的飞跃。

一、组织形态学技术

(一) 一般染色技术

1. HE 染色

(1) 基本概念　苏木精-伊红染色法 (hematoxylin-eosin staining)，简称 HE 染色法，石蜡切片技术常用的染色法之一。苏木精染液为碱性，主要使细胞核内的染色质与胞质内的核酸着紫蓝色；伊红为酸性染料，主要使细胞质和细胞外基质中的成分着红色。

(2) 基本原理　脱氧核糖核酸 (DNA) 两条链上的磷酸基向外，带负电荷，呈酸性，很容易与带正电荷的苏木精碱性染料以离子键结合而被染色。伊红是一种化学合成的酸性染料，在水中解离成带负电荷的阴离子，与蛋白质的氨基正电荷的阳离子结合，使胞浆染成红色或粉红色，与蓝色的细胞核形成鲜明对比。

2. Masson 染色

(1) 基本概念　Masson 染色是指将两种或三种阴离子染料混合，胶原纤维呈蓝色，肌纤维呈红色。用来显示组织中纤维的染色方法之一。

(2) 基本原理　Masson 染色时胶原纤维呈蓝色 (被苯胺蓝所染) 或绿色 (被亮绿所染)，肌纤维呈红色 (被酸性品红和丽春红所染)，这与阴离子染料分子的大小和组织的渗透性有关。分子的大小由分子量来体现，小分子量易穿透结构致密、渗透性低的组织；而大分子量则只能进入结构疏松、渗透性高的组织。淡绿或苯胺蓝的分子量都很大，因此 Masson 染色后肌纤维呈红色，胶原纤维呈绿色或蓝色，主要用于区分胶原纤维和肌纤维。

3. 天狼星红染色

(1) 基本概念　主要由天狼星红染色液、Mayer 苏木素染色液组成，主要用于各种组织病变时对胶原纤维异常或纤维增生的研究中。在普通光学显微镜下心脏血管等组织的胶原纤维被染成红色，在偏振光镜下对各种纤维化病变的分型和分级研究有一定的帮助作用。

(2) 基本原理　胶原呈碱性，与酸性染料起强烈反应。天狼星红是一种很强的酸性染料，可以和胶原纤维反应使胶原纤维产生明显的双折光现象，使不同颜色和形态的胶原纤维得以区分。

(二) 免疫组化

1. 基本概念　用标记的特异性抗体对组织切片或细胞标本中某些化学成分的分布和含量进行组织和细胞原位定性、定位或定量研究，这种技术称为免疫组织化学技术或免疫细胞化学技术。

2. 基本原理　根据抗原抗体反应和化学显色原理，组织切片或细胞标本中的抗原先和一抗结合，再利用一抗与标记生物素、荧光素等的二抗进行反应，前者再与标记辣根过氧化物酶（HRP）或碱性磷酸酶（AKP）等的抗生物素（如链霉亲和素等）结合，最后通过呈色反应或荧光来显示细胞或组织中的化学成分。在光学显微镜或荧光显微镜下可清晰看见细胞内发生的抗原抗体反应产物，从而能够在细胞爬片或组织切片上原位确定某些化学成分的分布和含量。

（三）神经示踪技术

1. 基本概念　利用神经元轴浆运输现象来研究神经元之间纤维联系的一种技术。常用的示踪方法有辣根过氧化物酶追踪法、荧光素追踪法、放射性核素示踪法等。

2. 基本原理　神经元轴突的功能之一就是从胞体将各种成分不断地运输至轴突及其分支以维持其代谢。神经末梢释放的神经肽及合成经典递质的酶需在胞体合成；末梢也有影响细胞代谢的物质，如神经营养因子，逆向转运至胞体，这种运输现象称为轴浆运输。神经示踪技术是利用神经元的轴浆运输追踪神经元间纤维联系的一种方法。从胞体向轴突及其终末的运输称为顺向运输，反之，从轴突及其终末向胞体的运输称为逆向运输。

二、分子生物学技术

（一）实时荧光定量 PCR

1. 基本概念　PCR 又称为聚合酶链反应（polymerase chain reaction），是体外通过酶促反应合成特异 DNA 片段的一种方法。实时荧光定量 PCR 是指在 PCR 反应体系中加入荧光基团，利用荧光信号累积实时监测整个 PCR 进程，最后通过标准曲线对未知模板进行定量分析的方法。

2. 基本原理　常用的两种方法分别为 SYBR green（荧光染料掺入法）和 Taqman probe（探针法）。前一种方法是在 PCR 反应体系中，加入过量 SYBR 荧光染料，荧光染料特异性地掺入 DNA 双链后，发射荧光信号，从而保证荧光信号的增加与 PCR 产物的增加完全同步。后一种方法是 PCR 扩增时在加入一对引物的同时加入一个特异性的荧光探针，该探针两端分别标记一个报告荧光基团和一个淬灭荧光基团。PCR 扩增时，Taq 酶的 5'-3' 外切酶活性将探针酶切降解，使报告荧光基团和淬灭荧光基团分离，从而荧光监测系统可接收到荧光信号，即每扩增一条 DNA 链，就有一个荧光分子形成，实现了荧光信号的累积与 PCR 产物形成完全同步。

（二）免疫共沉淀技术

1. 基本概念　免疫共沉淀技术（Co-immunoprecipitation，Co-IP）是目前广泛应用的一种研究体内蛋白质与蛋白质相互作用的方法。蛋白质免疫共沉淀技术能够检测蛋白质与蛋白质之间的直接或间接作用，确定蛋白质复合体的组成成分。

2. 基本原理　是在细胞裂解液中加入抗目的蛋白的抗体，孵育后再加入与抗体特异结合的结合于 sepharose beads（琼脂糖珠）上的 protein A/G（蛋白质 A/G），细胞中有目的蛋白结合，就形成一种复合物，即目的蛋白/目的蛋白-抗目的蛋白抗体-protein A/G，经变性聚丙烯酰胺凝胶电泳，复合物被分开，最后经免疫印迹或质谱对目的蛋白进行分析。

（三）染色质免疫共沉淀技术

1. 基本概念 染色质免疫共沉淀技术（chromatin immunoprecipitation assay，ChIP）是目前被广泛应用于研究 DNA 和蛋白质相互作用的方法；同时，结合生物信息学的方法也可以预测 DNA 中转录因子结合位点的保守序列。ChIP 技术能够在体内研究转录因子和靶基因启动子区域直接的相互作用，可以直接确定它们之间相互作用的动态变化，得到转录因子结合位点的信息，确定其直接作用的靶基因序列。ChIP 技术被广泛应用于体内转录调节因子与靶基因启动子结合方面的研究，并成为染色质水平研究基因表达调控的有效方法。

2. 基本原理 在生理状态下将细胞内 DNA 与蛋白质交联在一起，通过超声或酶处理方法，将染色质切为小片段，利用抗原抗体特异性识别反应，将与目的基因结合的蛋白质沉淀下来，再通过多种下游检测技术（实时定量 PCR、基因芯片等）检测富集片段的 DNA 序列。

三、电生理学技术

（一）细胞外记录

1. 基本概念 细胞外记录是把记录电极放在神经细胞或神经组织的表面或邻近部位，引导与记录有关放电活动。

2. 基本原理 由于神经细胞或组织发生兴奋性活动时，细胞膜发生短促的去极化，在细胞膜表面与组织的兴奋部位显示负电位，而邻近未发生兴奋的部位依然保持静息膜电位状态，这样在兴奋区与静息区之间就形成了电位差，可以通过胞外电极、放大器、示波器与计算机等进行引导和记录。

（二）单纤维记录

1. 基本概念 单纤维记录主要是利用金属电极，引导与记录周围神经单纤维的传入放电脉冲，是早期用以判定传入纤维类型及脉冲数与不同感受器活动关系的一项经典技术。

2. 基本原理 根据动作电位长距离传导性的特点，将记录电极和参考电极放置在神经干上，当动作电位依次传导至两个电极位置时，导致两个位置产生电压差。

（三）肌电图

1. 基本概念 肌电图（electromyography，EMG）指用同心圆针电极（插入肌肉）或表面电极作引导电极，记录肌肉安静状态下和不同程度随意收缩状态下及周围神经受刺激时各种电活动的一项技术。

2. 基本原理　肌纤维与神经细胞一样同属可兴奋细胞，肌肉的收缩活动就是细胞兴奋的动作电位沿着细胞膜向细胞深部传导引起的。在静止状态下，梭外肌纤维放松，细胞内的静息电位大约为-80mV。运动神经纤维的动作电位传导至神经肌肉接头处的突触，然后沿肌纤维膜进行传导。EMG 测量肌纤维的电兴奋性，将体内肌肉兴奋活动的复合动作电位引导到肌电图仪上，经过适当的滤波和放大，电位变化的振幅、频率和波形可在记录仪上显示，也可在示波器上显示。

（四）脑电图

1. 基本概念　脑电图（electroencephalogram，EEG）是应用电子放大技术将脑部的生物电流放大，通过头皮上两点间的电位差，或头皮与参考电极之间的电位差描记到的脑电波形。

2. 基本原理　人们通常所说的 EEG 特指记录到的大脑皮质的综合电位。EEG 产生的原理是脑内大量神经元（如皮质Ⅲ和Ⅴ锥体神经元）树突排列方向一致，这些神经元兴奋产生的突触后电位在细胞外总和形成 EEG。因此，EEG 的幅度、频率等特征与脑内群体神经元的细胞结构和环路特征以及细胞外电场密切相关，这也是 EEG 用于诊断和研究的基础。

四、影像学技术

（一）磁共振成像技术

1. 基本概念　磁共振成像（magnetic resonance imaging，MRI）是一种利用人体内质子在强磁场中产生的磁共振（magnetic resonance，MR）现象，借助电子计算机和图像重建技术发展出的新型医学成像技术。

2. 基本原理　MRI 与 X 线、CT 成像不同，不需要用到对人体有电离效应的 X 线，而是利用人体质子在强外磁场中受到特定频率的射频脉冲时发生磁共振的原理。质子被脉冲激发时吸收能量从低能级跃迁到高能级，在脉冲停止后恢复原状并产生 MR 信号，经信号采集及计算机处理即可获得 MR 图像。

（二）超声成像技术

1. 基本概念　超声是声源振动频率在 2000Hz 以上所产生的超过人耳听觉范围的声波，而超声成像技术则是利用超声波物理特性和人体组织声学参数进行的成像技术。

2. 基本原理　超声成像技术利用超声波的反射、散射、衰减及多普勒效应等物理特性，通过各种类型的超声诊断仪将超声发射到人体内，超声在传播过程中遇到不同组织或器官的分界面时将发生反射或散射，形成回声，这些携带信息的回声信号经过接收、放大和处理后，以不同形式将图像显示于荧光屏上，即为声像图。

（三）核医学显像技术

1. 基本概念　核医学显像是利用放射性核素成像的医学影像学技术，主要包括单光子发射计算机断层成像（single photon emission computed tomography，SPECT）和正电子发射断层显像术（positron emission tomography，PET）两种。

2. 基本原理　核医学显像的原理是将显像剂引入体内后，显像剂可参与特定器官组织的循环和代谢，并在自发衰变过程中发出有一定穿透力的 γ 射线，射线信息被显像设备收集并经计算机处理后即可获得图像。由于不同器官组织对显像剂的摄取和代谢存在差异，该技术可反映局部血流、代谢等功能信息。

五、系统生物学技术

（一）基因组学

1. 基本概念　阐明整个基因组的结构、结构与功能的关系以及基因之间相互作用的学科。

2. 基本原理　是以分子生物学技术、电子计算机技术和信息网络技术为手段，以生物体内基因组的全部基因为研究对象，从整体水平探索全基因组在生命活动中的作用及其内在规律和内外环境影响机制。从全基因组的整体水平而不是单个基因水平，研究生命这个具有自身组织和自装配特性的复杂系统，认识生命活动的规律，更接近生物的本质和全貌。

（二）转录组学

1. 基本概念　是一门在整体水平上研究细胞中基因转录的情况及转录调控规律的学科。

2. 基本原理　是从 RNA 水平研究基因表达的情况。转录组即一个活细胞所能转录出来的所有 RNA 的总和，是研究细胞表型和功能的一个重要手段。

（三）蛋白质组学

1. 基本概念　是以蛋白质组为研究对象，研究细胞、组织或生物体蛋白质组成及其变化规律的学科。

2. 基本原理　本质上是指在大规模水平上研究蛋白质的特征，包括蛋白质的表达水平、翻译后的修饰、蛋白与蛋白相互作用等，由此获得蛋白质水平上的关于疾病发生、细胞代谢等过程的整体而全面的认识。

（四）代谢组学

1. 基本概念　研究代谢组，即在某一时刻细胞内所有代谢物的集合的一门学科。

2. 基本原理　是对某一生物或细胞在一特定生理时期内所有低分子量代谢产物同

时进行定性和定量分析。

（五）表型组学

1. 基本概念　研究表型组，即研究某一生物的全部性状特征的学科。
2. 基本原理　在基因组水平上系统研究某一生物或细胞在各种不同环境条件下所有表型。

六、光遗传学技术

1. 基本概念　是指结合微生物视蛋白工程学与分子基因方法，光控激活或抑制活体组织中的特定类型细胞功能的一项生物学技术，具有可操作性好、实时可逆、定位精准、对细胞组织无创伤等优势。
2. 基本原理　通过基因工程技术使受体细胞产生视蛋白来实现对细胞的光学控制，即通过光来激活或抑制某种细胞从而明确其功能。

第三节　针灸应用实例

一、神经影像技术的应用

2012 年发表在 *Am J Gastroenterol* 上的一项关于针刺治疗对功能性消化不良（FD）患者脑活动的影响及其与疗效关系的实验研究中，将 72 例 FD 患者随机分为针刺组和假针刺组，治疗 4 周。每组随机选取 10 例患者行 18F-脱氧葡萄糖正电子发射断层扫描，检测脑糖代谢变化。采用尼平消化不良指数（NDI）和消化不良症状指数（SID）评价治疗效果。临床资料显示，与假针刺组比较，针刺组治疗后 SID 评分明显下降（$P<0.05$）。两组之间 NDI 评分无统计学差异（$P>0.05$），但针刺组 NDI 评分的升高有显著临床意义。神经影像学资料显示，针刺组治疗后大脑活动较假针刺组明显失活。针刺组脑干、前扣带回皮层（ACC）、脑岛、丘脑、下丘脑失活几乎均与 SID 评分下降、NDI 评分升高相关（$P<0.05$）。假针刺组脑干和丘脑失活倾向于与 NDI 评分升高相关（$P<0.1$）。该结果表明，针刺和假针刺在临床疗效和脑反应方面存在较大差异。针刺治疗可以显著改善 FD 患者的症状和生活质量，对包括脑岛、ACC 和下丘脑在内的稳态传入网络具有显著的调节作用。（Ma TT, et al, 2012）

二、电生理技术的应用

2017 年发表在 *Stroke* 上的一项关于针刺是否可以通过多巴胺受体增强海马突触可塑性来改善血管性痴呆认知功能障碍的研究中，采用双侧颈总动脉闭塞法（2VO）建立 Wistar 雄性大鼠血管性痴呆模型。术后 3 天，大鼠接受针刺治疗 2 周，每日 1 次。针刺治疗后采用 Morris 水迷宫检测大鼠的空间学习记忆能力，采用在体长期电位的神经电生理技术观察海马突触可塑性，采用脑组织微透析和高效液相色谱法检测多巴胺和代谢物水平、免疫荧光法检测 D1/D5 受体的表达情况。每次针灸治疗前 15 分钟腹腔注射 D1/D5 受体拮抗剂 SCH23390，观察针刺诱导的认知改善是否依赖于 D1/D5 受体的活性。结果表明，针刺可以明显逆转双侧血管闭塞模型大鼠的认知障碍，在足三里+百会、百会+神庭、足三里+血海三种穴位组合中，足三里+百会为最明显的有效组合。电生理研究显示，针刺可预防 2VO 诱导的长时程增强抑制，促进 2VO 大鼠海马多巴胺及其主要代谢物的释放，增强海马齿状回 D1/D5 受体的表达水平；同时，针刺对认知功能和突触可塑性的改善作用可被 SCH23390 消除。以上结果表明，针刺可通过激活 D1/D5 受体，改善大鼠的认知功能和海马突触可塑性。（Ye Y, et al, 2017）

三、蛋白组学技术的应用

2018 年发表在 *CNS Neuroscience & Therapeutics* 上的一项关于探究针刺治疗血管性认知障碍的机制研究中，采用双侧颈总动脉闭塞法建立 Wistar 雄性大鼠血管性痴呆模型。动物于术后 3 天接受针刺治疗，每日 1 次，共 2 周。针刺治疗后采用 Morris 水迷宫评估大鼠认知功能，以定量蛋白组学技术筛选差异蛋白、生物信息学技术分析差异蛋白。结果显示，针刺能明显改善大鼠的认知功能。蛋白组学实验共筛选出 31 个差异蛋白，基因本体论（GO）分析显示，大多数差异蛋白与氧化应激、细胞凋亡和突触功能有关，被认为是针刺改善血管性痴呆大鼠认知功能的三大关键过程。为保证蛋白组学结果的可靠性，对筛选出的蛋白和三大关键过程进行验证，结果显示，针刺可减少活性氧（ROS）的产生，促进神经元的存活，提高长时程增强作用（LTP）。以上研究证明，针刺可通过调节氧化应激、细胞凋亡和突触功能，改善血管性痴呆大鼠的认知功能，可作为治疗血管性痴呆的一种有潜力的临床治疗手段。（Yang JW, et al, 2018）

第四节　研究范式

一、针刺镇痛调节机制

早在 1999 年，国际疼痛研究协会（International Association for the Study of Pain, IASP）就提出了"疼痛不仅仅是一种症状，也是一种疾病"的概念。西医学对疼痛的药物治疗主要以非甾体抗炎药和阿片类镇痛药为主，但长期应用会使机体产生不同程度的毒副反应和成瘾性，一些国家和地区因滥用止痛药已造成巨大的社会问题。针灸作为一种非药物疗法，镇痛效应明确，正在被越来越多的国家所接受。

针刺镇痛（acupuncture analgesia）是指采用针刺刺激经络腧穴，预防和治疗疼痛的一种方法。随着 20 世纪 50 年代针刺麻醉的成功和越来越多现代科学研究方法的不断介入，针灸镇痛的作用原理逐步得到揭示。针刺镇痛的局部机制、神经通路、神经化学机制、分子机制等方面，也已经取得大量研究成果，而且由此推进了针灸学科的国际公认和不断发展。

（一）疼痛的多维度组分

疼痛通常被定义为一种与组织损伤或潜在的损伤相关的不愉快的主观感觉。这就意味着疼痛是包含感觉、情绪、认知等多维度组分的主观体验。疼痛的感觉组分是指个体疼痛的性质（刺痛、灼痛、胀痛等）、位置、持续时间等；情绪组分包括疼痛带给机体的紧张、焦虑、抑郁等不愉快的情绪改变；认知组分是指个体对疼痛的关注、期望、安慰、记忆等。一般情况下，个体所遭受到的组织损伤越严重，其所感受到的疼痛程度就越强，研究者一般会借伤害性刺激的强度来探讨疼痛感觉。但是在特殊情况下，也会出现伤害性刺激的强度与疼痛程度不相匹配的情况。比如人在战争等危急情况下，可能不能感受到其所受到的严重伤害，此时疼痛被忽略不计；而在另一种心理状态下，可以被认为非常强烈，如幼儿在接受肌肉注射前就会因为疼痛而哭闹，此时疼痛被过度加强。因此，疼痛感受不是一个被动过程，而是一个复杂的主动过程。各种病理、心理、生理因素共同塑造了疼痛的多维度主观体验。

1. 痛感觉组分　基于组织损伤的研究认为，疼痛发生和维持的主要原因是痛觉敏化。外周痛敏化是痛敏化的启动子，主要表现为初级传入神经痛觉感受器阈值异常降低，这在疼痛的产生和维持中起着尤为重要的作用。其机制为各种伤害性刺激使传入神经纤维末梢上特异的受体或离子通道的感受阈值降低、数量增加，或通过对电压依赖性阳离子通道的调节使初级传入神经纤维末梢细胞膜的兴奋性增强，致使正常时不能引起疼痛的低强度刺激也能激活伤害性感受器，从而导致疼痛的发生。Emmanuel Deval 等提出，原始及重组的酸感性离子通道（acid-sensing ion channels，ASICs）尤其是其亚型 ASIC3 协同轻微酸化（BpH7.0）、高渗性和花生四烯酸（AA）等三种不同的炎症信号做出反应。嘌呤受体 P2X 家族激活后可使 Ca^{2+}、Na^+、K^+ 通过，其中 P2X3 受体高选择性地表达于感受伤害性信息的中小 DRG（背根神经节）神经元上，参与多种神经病理的痛过程。瞬时受体电位通道香草醛亚型-1（transient receptor potential vanilloid type-1，TRPV1）磷酸化和表达水平上调，在炎症痛和神经病理痛的热痛觉过敏和机械性痛觉超敏中起着重要作用。

2. 痛情绪组分　痛情绪是由疼痛诱发的短时或长时的恐惧、紧张、焦虑、抑郁等情绪状态。外周 Aδ 和 C 伤感受器传入伤害刺激信息，并上传至内侧丘脑，再投射至前扣带皮层（ACC）、杏仁核、岛叶皮层及前额叶皮层（PFC）等。有研究报道，将ACC 及其周围相关皮层组织切除能够明显减轻患者的焦虑、抑郁等情绪反应。而岛叶损毁可导致痛感知的不均衡性，即疼痛感觉看起来是正常的，但相关的回避及生理反应变弱，可能与痛情绪的形成相关。

3. 痛认知组分　痛认知主要是个体基于以往痛体验和痛经验的认识，对当前痛经历的皮层核团间的信息交流与整合，包括注意、预期及记忆等。在与疼痛相互作用的各种认知因素中，注意扮演着重要的角色。Kucyi 等人认为，疼痛有一种独特的注意需求属性，疼痛的整个过程都是在注意的动态变化中将进行的疼痛作为一种特异信息，进而造成认知活动的改变，影响个体行为。当个体预期即将到来的疼痛刺激强度较高时，丘脑、ACC、前额叶皮质（PFC）等处于激活状态，从而增强个体的疼痛感受；反之，则预期的疼痛强度减轻。这提示痛预期与痛觉传入相互作用，影响机体对痛的主观感觉，积极的预期可以减轻疼痛。痛记忆是大脑对最初伤害所致的疼痛刺激信号获取识别、加工存储后形成的记忆，在相似情景下被提取再现。伤害性刺激通过外周神经伤害性感受器感知后随疼痛上行，传导至丘脑和大脑皮层，将信息重新整合，在环境、情绪等持续刺激下发生神经可塑性变化，逐渐将短时程记忆转化为长时程记忆。当相似情景再现时，痛记忆被诱发唤醒从而出现疼痛。

疼痛的三个组分之间存在相互作用。研究表明，ACC 切除的疼痛患者，其痛觉负面情绪也会减少，而体感皮层切除的患者则在不能明确分辨疼痛属性的前提下仍产生明显的不愉快感觉，说明痛感觉和情绪之间存在分离现象。尽管如此，这些结果仍不足以说明疼痛各组分结构之间是独立运转的。ACC、体感皮层、杏仁核、岛叶等疼痛相关脑区之间紧密的解剖结构联系和疼痛知觉反应本身支持疼痛三个维度之间的相互影响。当个体参加兴奋的游戏项目时，关注点转移，其疼痛感觉及相关情绪改变均可被阻断。而个体遭受的刺激越强，其不愉快的感觉也越强烈。这说明认知活动可以调节疼痛的感觉和情绪维度。

可见，理想的镇痛方案应兼备抑制痛觉敏化、缓解负性情绪、改善认知评价的特点。目前临床应用的阿片类、非甾体抗炎药、镇静、抗抑郁类制剂对于缓解疼痛有一定的效果，但由此引发的成瘾、胃肠道功能紊乱、肝肾损伤等副反应不可避免。目前对针刺镇痛的研究已经受到越来越多学者的关注。

（二）针刺干预痛感觉维度的机制研究

1. 针刺对痛感觉的调节研究　针刺已被证实可提高疼痛患者的痛阈水平，具有镇痛作用，且具有以下特点：

（1）**适应证广**　针刺既可以治疗三叉神经痛、牙痛、急性腰扭伤等急性疼痛，也可以治疗颈椎病、腰腿痛、肩周炎、风湿性关节炎、类风湿关节炎等所引发的慢性疼痛；既可以治疗神经病理性疼痛，又可以治疗炎性疼痛。此外，针刺对癌性疼痛、内脏痛、牵涉痛等疼痛病症也有一定的治疗作用。

（2）**性质多重**　针刺既能缓解急性痛，又能治疗慢性痛；既能抑制体表痛，又能减轻乃至消除深部痛和牵涉痛；既能提高痛阈和耐痛阈，又能减轻疼痛的不良情绪反应；既能降低痛觉分辨率，又可提高痛阈。

（3）**起效快捷**　针刺可在较短时间内获得镇痛效应。如针刺合谷穴能在 5 分钟内有效提高人体的痛阈，40 分钟左右达到高峰；高频（100Hz）电针能在 2~3 分钟产生镇痛作用。

（4）**时效关联**　药物镇痛有明确的时效关系，针刺镇痛亦呈现类似的时效关联。如针刺正常人合谷穴可使痛阈升高 65%~95%，停针后痛阈呈指数曲线式缓慢恢复到针前水平，半衰期为 16 分钟。

（5）**累积效应**　针刺镇痛存在累积效应。临床上间隔一定时间重复进行治疗不仅可以提高针刺镇痛效果，且能延长针刺镇痛效应的持续时间。

（6）副反应小　针刺作为一种非特异性刺激疗法，主要通过激活机体自身的疼痛调节系统而达到镇痛效果，不存在明显的毒副不良反应。

（7）个体差异　针刺后痛阈、耐痛阈和反应形式各异，主要与机体生理和神经系统功能上的差异有关，心理因素等也是形成个体差异的重要原因。针刺具有肯定的镇痛效应，但有时也存在一定的局限性。如有研究发现，电针镇痛对1/5左右的实验动物无效，可能与体内吗啡分解酶或八肽胆囊收缩素有关。基于这个原因，针刺镇痛在临床应用有时会受到制约。

（8）整体调节　针刺镇痛不是由于针刺对机体某个部位发挥单独作用而产生，而是针刺对全身不同部位和系统整体调控的结果。

电针可通过多种途径实现对痛感觉的干预作用：①促进内源性镇痛物质的释放：电针可通过促进炎症局部的内啡肽和上调外周阿片受体发挥抗慢性炎性痛的作用。②抑制内源性致痛物质的产生。③干预信号转导通路：电针可通过干预MAPK（丝裂原激活蛋白激酶）等信号转导通路发挥镇痛效应。④抑制痛觉敏化：2Hz电针可通过下调损伤DRG的TRPV1磷酸化水平、CGRP表达水平，干预神经病理痛早期外周敏化。

2. 针刺干预痛情绪维度机制研究　目前，对针刺治疗慢性痛发展过程中痛情绪的研究甚少，但是临床上，针刺对抑郁、焦虑、失眠等情绪障碍性疾病的治疗作用已得到广泛认可。研究发现，许多缓解疼痛的物质也具有调节情绪的作用，这些物质对痛感觉和痛情绪具有双重调节效应。内啡肽是自身神经系统中与吗啡具有相同受体的递质，可介导欣快感，产生高兴情绪。当患者被悲伤情绪笼罩时，自身分泌的内啡肽也会减少。临床常用于镇痛的抗抑郁药物有三环抗抑郁药、选择性5-HT重摄取抑制剂等。

随着对痛情绪在慢性痛发展过程中重要性的认识，已有研究发现，针刺对疼痛诱发的情绪改变有治疗作用。实验研究证明，电针对痛抑郁二联征大鼠具有较好的镇痛与抗抑郁双重效应，100Hz是发挥电针镇痛抗抑郁效应的优势频率参数，足三里和三阴交穴是理想的穴位组合。电针镇痛抗抑郁效应可能是通过调控中缝背核的5-HT实现的。通过对神经病理痛诱发情绪改变大鼠干预的研究发现，针刺可下调前扣带皮层及脊髓背角p-ERK的表达，从而改善神经病理性痛大鼠的负性情绪。

3. 针刺干预痛认知维度机制研究　临床上多见由于组织损伤引起的急性疼痛性疾病，在组织损伤原发病灶痊愈后，疼痛仍长期存在，转为慢性疼痛，这类患者常常表现为以痛记忆为主的痛认知改变，在慢性腰痛、慢性头痛、术后痛、复杂性局部疼痛综合征等疾病中最为多见。与伤害性刺激诱发的疼痛不同，这类患者治疗上以"治神"为先，选取百会、四神聪、上星等头部穴位，可配合贴压心、肝、神门、内分泌等耳穴养心安神，以符合中医针灸"治病求本"的理念。

针刺对痛认知维度的研究还处在起步阶段，但针刺对认知功能障碍的有效改善已得到认可。针刺神门穴可降低乙酰胆碱酯酶活性和丙二醛水平，改善酒精中毒诱发的记忆缺失。疼痛和学习记忆加工过程有共同脑区参与，如海马、前扣带回、前额叶皮质等，共同的蛋白如cAMP、PKA、CREB、ERK等。这些共同点提示我们可通过对认知功能的调节来改善疼痛状况。有研究发现，2/100Hz 电针足三里穴可抑制大鼠足底注射角叉菜胶诱发的痛记忆，同时下调前扣带皮层 CREB 蛋白的表达。

二、针刺作用的中枢整合机制

中枢神经系统（central nervous system，CNS）由脊髓和脑组成，是神经系统的最主体部分，也是机体的高级中枢。其接受全身各处的传入信息，经过整合加工后形成协调性的运动性指令传出，使机体做出适应性反应与应答。目前认为，机体感受针刺信号后，经 CNS 进行整合，并传出适应性指令使机体趋于"内稳态"。根据 CNS 的组成，针刺作用的中枢整合机制主要分为脊髓整合和脑整合两个层面。

（一）脊髓整合

研究发现，针刺胸段截瘫患者上肢的合谷穴，能产生明显的针感，皮肤痛阈明显提高；但针刺截瘫患者下肢的足三里、三阴交穴或坐骨神经时，不产生针感，也没有镇痛效应。同样，针刺腰麻手术患者的足三里穴，不产生针感，痛阈也无变化；但麻醉作用消失后，重新针刺该穴，能使针感出现，痛阈升高。可见，脊髓在传导针刺信号及产生针刺效应的过程中具有重要作用。综合采用辣根过氧化酶示踪术、神经切断术等技术开展的研究，脊髓对针刺作用的整合主要体现在以下三个方面。

1. 脊髓是针刺信号抑制疾病信号的初级中枢　脊髓位于脊椎骨组成的椎管内，呈长圆柱状，上端与颅内的延髓相连，下端呈圆锥形。脊髓两旁发出许多成对的脊神经分布到全身皮肤、肌肉和内脏器官。脊髓被前后两条正中纵沟分为两半，前面的前正中裂较深，后面的后正中沟较浅。此外，脊髓还有两对外侧沟，即前外侧沟和后外侧沟。前根自前外侧沟走出，由运动神经纤维组成；后根经后外侧沟进入脊髓，由脊神经节感觉神经元的中枢突触所组成。来自四肢和躯干的各种感觉冲动信号，通过后根进入脊髓。

针刺腧穴产生的刺激信号，沿躯体神经进入脊髓；同样，来源于疾病部位产生的以疼痛为代表的信号也进入脊髓。两种信号在脊髓的相互对抗直接决定了哪种信号向更高级中枢传递。研究显示，疼痛信号进入脊髓后，在脊髓背角的不同层次引起中间神经元放电，如在脊髓背角第 I 层只对疼痛信号起反应的神经元，在第 V 层有对触、压、温度及伤害性刺激产生高频持续放电的广动力型神经元。针刺腧穴或重复刺激 II、III 类传入纤维，能显著抑制位于背角第 IV、V 层的脊颈束或背外侧索纤维的放电反应，使 74% 的背角第 V 层神经元对伤害性热刺激的反应减少 50% 以上。在腧穴处施以单个脉冲刺激，在背角第 V 层引起兴奋性突触后电位（EPSP），随后出现时程长、幅度大的抑制性突触后电位（IPSP）。持续的电针刺激，可使膜电位向超极化方向偏移，其中 5Hz 引起长时期的超极化，150Hz 则只能诱发短时间的超极化，该超极化能有效抑制伤害性刺激引起的放电反应。研究还发现，手针或电针刺激相应感受野内的腧穴时，脊髓背角内接受非特异性伤害信号的神经元能明显被激活，并随着单次刺激电流的增加，其放电频率也同步增加。当刺激强度超过 2mA 时，出现分别由 A 类和 C 类纤维传入诱发的波峰，提示 A、C 类纤维传入的针刺信号均可作用于脊髓背角。同样，采用显微镜技术也观察到针刺足三里穴时，脊髓 L4~L6 节段背角Ⅳ、Ⅴ层突触间隙加宽，大小颗粒小泡数量都显著减少。这些结果表明，脊髓水平的突触后抑制，在针刺信号抑制病理信号过程中具有重要作用，且脊髓背角直接参与了针刺效应的产生过程。

针刺信号在脊髓内的作用还有一个突出的特点，即具有明显的节段性效应。针刺部位与病源处在相同或相近的神经节段时，其针刺效应远远强于不同或相距较远的神经节段。采用微电极记录脊髓背外侧索单根神经纤维放电，当用超过 C 纤维阈值强度的电流刺激腓肠神经时，脊髓背角外侧索出现持续的高频放电；用重复电脉冲刺激前肢、后肢的肌肉和皮肤传入神经，或电针同侧足三里穴，对该伤害性刺激引起的放电均有抑制作用，但刺激后肢的抑制作用明显强于前肢。同样，电针内关穴对 T2~T3 节段的背角神经元有激活作用，而针刺足三里对该两节段背角神经元的激活作用则很弱，在所记录的 28 个神经元中仅有 2 个被激活；刺激内关穴在脊髓背根记录到Ⅱ、Ⅲ类纤维兴奋性动作电位，投射范围以 C4~T1 为主，其中最大反应节段为 C5~C7，且以 C6~C7 为主。针麻临床实践也证实，针刺与手术区处在相同神经节段或邻近神经节段时，能获得更好的镇痛效果。可见，针刺腧穴在脊髓所产生的节段性效应是一种最基本的针刺效应。

2. 脊髓是针刺信号向高位中枢传递的主要通路　针刺腧穴产生的信号传入脊髓，在脊髓进行初步整合后，继续传向高位中枢。研究表明，躯体信号在脊髓内主要通过背索通路和脊髓丘脑通路上行。针刺信号所涉及的脊髓上行通路是通过研究切断动物脊髓背索、切断或损毁两侧腹外侧索及不同脊髓损伤的各种脊髓疾病患者所获得的。研究表明，切断脊髓背索并不影响针刺效应，而切断或损毁两侧腹外侧索后针刺镇痛效应或对内脏的调整效应则消失。可见，针刺信号的传递与背索通路关系不大，而与脊髓丘脑束密切相关。

脊髓丘脑通路包括脊髓前束、脊髓丘脑侧束和脊髓网状束，传导触觉、痛觉和温度觉的纤维进入脊髓后，在后角换元经中央管前交叉到对侧，在脊髓的前外侧 1/4 部分形成前外侧束的上行纤维，传导痛觉、温度觉的纤维行于脊髓丘脑侧束，传导触-压觉的纤维走于脊髓丘脑前束，一部分至丘脑特异感觉接替核，另一部分则投射到丘脑的中线区和髓板内非特异感觉接替核。除此之外，还有一些起源于脊髓背角的纤维，并不延伸到丘脑，而直接终止于延髓和中脑区域的网状结构中，构成脊髓网状束。研究显示，当脊髓空洞症患者的病损部位涉及脊髓前连合，侵犯经前连合交叉的痛觉、温度觉纤维时，临床表现为节段性的痛觉、温觉障碍。此时对患区腧穴进行针刺干预，针感和针下肌电活动明显减弱，且减弱程度与病变的严重程度呈正相关。针刺痛觉、温度觉完全消失区的腧穴无针感，针刺存在轻微痛觉区的腧穴则有迟而轻的针感。脊髓肿瘤引起的布朗-塞卡综合征（Brawn-Sequard syndrome），由于脊髓丘脑束损害，其病变水平以下病灶对侧出现浅感觉障碍（同侧出现深感觉障碍），针刺患者病损水平以下躯体两侧腧穴，则表现为痛觉、温度觉减退区腧穴的针感远比锥体束受损与深感觉减退区腧穴的针感迟钝，后者针感与病损水平以上躯体腧穴针感大致相同。

目前倾向认为，针刺腧穴的信号传入，在脊髓内换元后其二级冲动经腹外侧索向高位脑中枢传递。此外，脊髓后角的针刺信号还可对前角或侧角神经元产生影响而发动躯体-内脏或躯体-躯体反射，经交感纤维或 γ 传出纤维分别对相同或相邻节段区域内的痛反应和内脏活动进行调节、控制。

3. 脊髓是脑中枢响应针刺作用后的下行信号传导通路 针刺信号经脊髓上传到脑中枢后，经过整合并产生的响应信号，需要经过脊髓向外周传导下行抑制性信号，从而对感觉性输入信号进行调制或控制。研究发现，针刺阳陵泉、膝阳关等腧穴，对躯体-内脏反射可产生明显的抑制效应，但从高位切断脊髓后，反射放电增强的同时，针刺效应消失。随后研究者进一步横切 T2~T3 及切割背索、腹索、灰质的中央部，都不影响这种反射放电和电针抑制效应，但损毁背外侧索靠近背角的部分后，反射立即释放，电针抑制效应也减弱或消失。切割背外侧索后，血压没有变化，单突触反射依旧存在，表明该针刺效应的消失并不是由脊髓休克所致。进一步研究发现，针刺动物曲池穴，能明显抑制刺激内脏引起的前额叶皮层反应，而切断背外侧索后，针刺效应明显减弱。同样，刺激中缝大核或刺激腓总神经，或针刺阳陵泉、风市等腧穴，均可产生明显的抑制性效应，但切断双侧背外侧索后，这些抑制效应明显减弱或消失；切断背外侧索后，并不影响中缝核对束旁核放电的抑制效应，但明显减弱电针合谷穴对束旁核的抑制效应。这些结果表明，针刺信号传导到中缝大核后，诱发中缝大核为主的下行抑制系统的兴奋，并通过背外侧索下行，抑制脊髓背角相关神经元的活性。

（二）脑整合

脑是中枢神经系统的主要部分，位于颅腔内，包括端大脑、间脑、小脑、脑干四部分。其中脑干包括中脑、脑桥和延髓，分布着由神经细胞集中而成的神经核或神经中枢，并有大量上、下行的神经纤维束通过，连接大脑、小脑和脊髓，在形态上和功能上把中枢神经各部分联系为一个整体。间脑分为背侧丘脑、后丘脑、上丘脑、底丘脑和下丘脑五部分。针刺信号经脊髓上行入脑后，只有经过丘脑换元上行到大脑皮质才能最后形成针感。若丘脑感觉神经元的轴突与皮质联系中断，则患者无法确定针感的位置。目前以动物为载体的神经核团损毁技术、多通道在体记录技术，以人为载体的脑电图（EEG）、脑磁图（MEG）、功能磁共振（fMRI）、弥散张量成像技术（DTI）、正电子发射断层显像技术（PET）等显示，针刺信号能改善脑代谢和脑血流量、兴奋对应脑区、调节脑电活动。针刺作用过程中，脑干、间脑、大脑基底核、皮质分别对针刺信号进行传递和整合，最终实现针刺对机体的调整作用。

1. 脑干内针刺信号的传导与整合 脑干网状结构接受不同性质和来源的体感冲动，与躯体运动、内脏活动和各种感觉功能均有密切关系，是 CNS 内具有广泛整合作用的组织结构。针刺信号在脊髓内沿腹外侧索向上传导，并分两路上达丘脑内侧。一部分纤维直接投射到丘脑束旁核、中央外侧核、内侧膝状体的大细胞区、丘脑网状核等；另一部分纤维先投射到延脑内侧网状结构的巨细胞核，随后经中央被盖束上行，止于丘脑中央中核等内髓板核群。

研究发现，延髓网状巨核细胞既接受内脏疼痛信号，也接受腧穴的针刺信号，并且两种信号都可投射到同一区域，甚至会聚在同一细胞上。同时还发现，牵拉胃部后，除在延髓的巨核细胞产生诱发电位外，还在延髓迷走神经中枢的核团内引起细胞放电。针刺迎香、足三里、曲池等穴，对内脏痛和内脏牵拉反应都有抑制效应；针刺足三里产生的信号和刺激迷走神经产生的信号皆能会聚到延脑网状结构内侧 2/3 处的同一神经元上。电刺激中脑导水管周围的中央灰质（PAG），对大鼠、猫、猴和人都可产生镇痛效应；刺激 PAG 可使延髓中缝大核（NRM）神经元的放电频率增加几十倍，且这种激活效应可被纳洛酮翻转，可见 PAG 的效应是通过 NRM 实现的。此外，针刺效应的产生与中脑边缘系统密切相关。大量 fMRI 研究证实，对足三里、合谷、内关、阳陵泉、太冲、外关和光明穴进行体针和电针刺激，能对皮质、边缘系统、皮质下和脑干等脑区进行广泛调节，从而实现对感觉、运动、内脏、睡眠、情绪和认知的调节作用。

2. 间脑内针刺信号的传导与整合　丘脑是间脑的重要组分，除嗅觉信号外，任何感觉信号到达大脑皮质之前，都要先到达丘脑。研究发现，丘脑的内侧部分，特别是束旁核和中央外侧核神经元对伤害性刺激有特异性的放电反应，而针刺昆仑等穴能够抑制这些神经元放电。丘脑下部属于自主神经系统皮质下的高级中枢，控制着交感神经与副交感神经系统的功能活动，并与脑干网状结构和边缘系统一同调节着机体的各种生理活动。针刺内庭、合谷穴能明显抑制光热刺激或电刺激鼻部引起的痛反应，损毁丘脑下部则使镇痛效应减弱；同样，电刺激丘脑下部的一定部位，能够产生不同程度的镇痛作用。此外，下丘脑腹侧部的促垂体激素区可释放神经激素，经门静脉作用于垂体后叶，影响各种激素的释放，进而影响机体功能。下丘脑与边缘系统、苍白球、前脑有广泛联系。可见针刺信号到达丘脑后，可经下丘脑-垂体系统，通过神经-内分泌-免疫系统实现对机体的调整作用。

3. 大脑皮质针刺信号的传导与整合　大脑皮质是机体各种感觉信号进入意识领域形成感觉的重要部位。研究证实，大脑皮质躯体感觉 II 区（SmII）参与针刺镇痛的下行抑制，而用局麻药局部阻滞 SmII 或 γ-氨基丁酸（GABA）改变 SmII 功能状态后，针刺对丘脑髓板内核群（ILN）神经元伤害性反应的抑制效应可分别被推迟、缩短、减弱甚至消失。同样，电解损毁 SmII 后，电针足三里穴的镇痛效应明显减弱。研究还发现，用损毁、局部给药或降温等方法阻滞猫的运动皮质（MCTX）后，电刺激 SmII 时对 ILN 神经元伤害性反应的抑制效应被削弱，并发现 MCTX 中的 GABA 参与 SmII 对针刺镇痛的下行性调节。此外，改变大脑皮质功能状态，也直接影响丘脑的针刺镇痛效应。电刺激猫 SmII 和 MCTX 对丘脑特异核团腹后外侧核和 ILN（包括束旁核、中央中核、中央外侧核）的伤害性反应均有明显的抑制作用，该抑制作用与针刺腧穴的抑制效应相似。

fMRI 研究还发现，边缘系统-旁边缘系统-大脑皮质系统广泛参与针刺作用的中枢整合。当针刺作用信号在 CNS 中传导和整合时，作为化学突触传递的特定信使——神经递质扮演了重要角色。研究已证实，在该过程中，胆碱能递质、单胺类递质、肽类递质都参与了针刺作用在中枢的整合过程。胆碱能递质主要以乙酰胆碱（ACh）为主；单胺类递质则涉及 5-羟色胺（5-HT）、儿茶酚胺（CA），其中 CA 由去甲肾上腺素（NA）和多巴胺（DA）组成；肽类神经递质则包括内源性阿片肽（β-内啡肽、脑啡肽、强啡肽、孤啡肽）、神经肽或激素（P 物质、胆囊收缩素、生长抑素、催产素、性激素）、氨基酸类递质（兴奋性氨基酸和抑制性氨基酸）。各种神经递质在针刺信号的诱导下，广泛参与针刺效应的产生。

综上可知，针刺信号作用于机体，相应的感受器感受到刺激信号后，首先主要在脊髓中枢进行整合，随后通过相应的脊髓通路，将信号上传至脑中枢，后者协调脑网络进行整合并做出适当响应后，发出下行调控信号作用于相应组织部位，使其进行适应调整，最终使机体趋于"稳态"。但同时也发现，非躯体部位的针刺信号能直接上传至脑中枢，如头面部腧穴的针刺信号可通过三叉神经感觉通路直接入脑、耳部腧穴的针刺信号能通过迷走神经通路直接入脑。

三、自主神经系统调节机制

自主神经系统（autonomic nervous system）以往称为植物神经系统（vegetative nervous system）或内脏神经系统（visceral nervous system），是人体整个神经系统中的一个重要组成部分。自主神经系统由支配在功能上不受人们主观意志控制的平滑肌、心肌等器官或脏器和内外腺体的神经网络组成。根据其神经纤维末梢的解剖、生理和药理学等方面的差异，可将其分为交感神经系统和副交感神经系统两大类。该系统在大脑皮质和下丘脑等高级神经中枢的调控下，对机体内在生理功能上的调整和平衡，以及对各种内、外界环境变化的应对起着十分重要的作用。内脏器官一般都具有交感和副交感神经的双重支配。自主神经系统与机体其他系统功能间存在着极其紧密而又相互依存的关系。自主神经系统损伤不仅能引起其自身的功能障碍，还可以引起其他系统的相应功能障碍；反过来，其他系统疾病也可直接或间接影响自主神经系统的功能。

自主神经系统是体表-内脏相关的一个重要环节，也是针刺调节内脏功能，实现针刺效应的结构基础。临床证明，针刺对一些自主神经功能障碍性疾患有很好的疗效，如支气管哮喘、高血压病、心律不齐、肢端动脉痉挛症、偏头痛、便秘与腹泻、功能性消化不良、失眠、神经官能症等。研究表明，针刺调整心血管系统功能可能以交感神经传出为主；针刺调整支气管、消化道的运动和分泌可能以迷走神经为主；针刺还能激活下丘脑-垂体-靶腺系统，从而调整内分泌系统的功能。

（一）针刺效应与自主神经系统

1. 迷走神经 针刺相关腧穴引起的心率减慢、血压降低、胃肠运动和分泌功能增强及胆汁流出量变化等相关效应，其传出途径可能与迷走神经胆碱能纤维有关。若注射阿托品或切断迷走神经，可使相应的针刺效应减弱或消失。针刺对胃运动和胃电产生影响的一条重要传出途径是迷走神经。迷走神经中含有兴奋性神经纤维和抑制性神经纤维，因此对胃的运动有兴奋和抑制两种影响，其中胆碱能纤维有促进胃运动和胃电活动的作用。迷走神经的抑制性纤维可引起胃底部的容受性舒张，这些抑制性纤维也到达胃体和胃窦部，可能是一些肽能纤维。胃正常时处于迷走神经兴奋纤维的控制下，切除动物支配胃的双侧迷走神经可使胃蠕动减慢，排空延缓。去除支配家兔胆道的迷走神经后，发现电针家兔耳穴、体穴对其胆道的调节作用显著降低，说明迷走神经是针刺调节胆道功能的主要传出神经。针刺具有调节免疫功能的作用，但迷走神经功能的完整性是此作用发挥的必要条件。在外周用密胆碱阻断成年小鼠乙酰胆碱的生物合成，降低副交感神经的功能活动，可使多种免疫反应水平下降，甚至出现免疫抑制状态，在此基础上电针，未见到任何调节性影响。

2. 交感神经 针刺相关腧穴可引起心率加快、血压升高、胃肠运动和分泌功能减弱及炎症局灶血管通透性降低等效应，这可能与交感神经有关。切断两侧颈交感神经或给予受体阻断剂或交感神经耗竭剂后，相应的针刺效应随即减弱或消失。交感神经对消化道的运动有抑制作用。以交感神经节后纤维胃支传出放电为观察指标，发现针刺可引起胃神经活动的变化。胃神经冲动发放增多时，胃蠕动减少；发放冲动减少时，胃蠕动增多。神经电活动先于胃运动变化若干秒，说明针刺可通过对交感神经活动的影响来影响胃运动。摘除星状神经节，电针的强心、升压作用即明显削弱，提示支配心脏功能活动的心交感神经参与了这一过程，星状神经节的完整是实现电针效应的重要条件。青年原发性高血压患者和幼年自发性高血压大鼠血浆去甲肾上腺素升高，说明交感神经活性增强可能与高血压的发生有关。用恒速注射去甲肾上腺素、束窄肾动脉等方法造成各种高血压动物模型，电针"足三里"穴数分钟即出现降压效应；但切除去甲肾上腺素性高血压犬的双侧颈动脉窦和主动脉弓相关神经后，电针"足三里"穴的降压效应不再明显，说明针刺降压的即时效应是通过神经反射途径实现的。静脉恒速注射去甲肾上腺素的同时注射阿托品（M胆碱能受体阻断剂），并不影响电针降压效应，说明胆碱能神经系统（副交感神经）在电针降压作用中并不重要，电针是通过对肾上腺素能神经系统（交感神经）的抑制而发挥降压作用的。在夹闭一侧颈总动脉的急性脑缺血动物模型上，针刺增加缺血脑区血液供应的效应，可被切断同侧颈交感神经所取消，表明针刺通过交感神经发挥改善脑血供作用。切断家兔双侧颈交感神经后，针刺"合谷"穴、"内庭"穴，不再显示鼻部皮肤痛阈升高，也提示针刺镇痛作用与交感神经有关。针刺具有调节机体免疫功能的作用，但交感神经功能的完整性是此作用发挥的必要条件。用6-羟多巴胺选择性破坏外周交感神经轴突纤维，可使多种免疫指标值明显升高，呈现免疫亢进状态，此时给予电针，未见到对免疫反应有调节性影响。而对赋形剂处理的对照动物，电针对免疫反应均具有明显的调节效应。这说明交感神经通路在电针调节免疫反应中，主要起抑制性作用。

（二）针刺调节自主神经系统临床应用

1. 自主神经系统在针刺镇痛中的作用 交感神经系统和副交感神经系统的功能状态与针刺镇痛的关系十分密切。在针刺麻醉手术中观察到，凡针刺麻醉手术效果好的病例，其交感神经活动各项指标，如指容积脉搏波、皮肤电活动、心率、血压、汗腺活动、交感神经递质（去甲肾上腺素）合成酶活性，均处于平稳或低下状态；反之，针麻效果则差。

2. 自主神经系统在针刺治疗心血管疾病中的作用 研究发现，针刺心经改善缺血性心脏病患者左心功能、缓解心绞痛，与其调节交感神经相关的单胺类神经递质或某些调质综合作用是分不开的。有学者观察针刺内关穴对心血管功能传出途径的影响，结果发现，其对心血管活动的影响主要是通过心交感神经实现的，而迷走神经的作用次之；心交感神经与血管周围交感神经比较，针刺内关穴对心血管功能的影响均可通过心交感神经和血管周围交感神经起作用，但心交感神经的作用居优势。

在急性心肌缺血（AMI）的动物模型上以微电极记录细胞外单位放电，发现视前区-下丘脑前部（PO-AH）和下丘脑后区（PHA）神经元的电活动均能被来自内脏性的 AMI 刺激和电针"内关"穴以及各种躯体刺激所激活或抑制。即 AMI 的信息和电针"内关"穴的信息在下丘脑有关部位发生会聚，AMI 对下丘脑电活动的影响可被电针"内关"穴信息所逆转。毁损 PO-AH 后，电针"内关"穴效应则大为减弱，提示电针"内关"穴使心脏功能正常化效应依赖于下丘脑的完整性。研究结果证明，下丘脑在电针"内关"穴促进心肌缺血性损伤恢复中起着重要作用。

3. 自主神经系统在针刺对胃运动影响中的作用　通过切断大鼠自主神经系统或给予神经阻滞药，观察电针刺激作用于自主神经系统效应器的神经传导过程，结果表明，电针刺激腹部穴位引起的胃内压降低反应与交感神经受体有关，刺激后肢穴位引起的胃内压上升反应与迷走神经的烟碱和毒蕈碱受体有关，而且还提示辣椒素敏感性神经纤维（C、Aδ）是上述电针刺激反应的传入途径。

4. 自主神经系统在针刺利尿效应中的作用　研究发现，走行于盆腔神经丛的骶副交感神经节前纤维是膀胱的主要兴奋性传出神经，副交感神经来自脊髓 S2~S4，联合成为盆神经，支配膀胱逼尿肌、抑制尿道括约肌，是与排尿有关的主要神经。尿潴留的治疗（利尿）应考虑激活来自副交感神经的骶髓 S2~S4 节段的盆神经，根据穴位的皮节分布，针刺主要取承扶、殷门、委中、次髎和中髎（与副交感盆神经皮节及躯体会阴神经皮节相符）。

（三）耳穴-迷走神经刺激

临床观察表明，内脏疾患往往在耳廓一定部位出现压痛点、低电阻点等反应。动物实验证明，内脏疾患所致低电阻点的数目与内脏病变的发展和康复相关。常见的耳廓病理反应有压痛、水肿、凹陷、隆起、脱屑、皮肤电阻及电位的变化。

1. 交感神经肾上腺素能纤维与耳廓低电阻点形成　在观察实验性胃溃疡引发耳廓皮肤电阻变化过程中，只切断右耳诸感觉神经和迷走神经耳支，对耳廓皮肤低电阻点形成关系不大；当切断右耳肾上腺素能神经纤维的一切来源，包括全部切除右耳诸感觉神经，并摘除右颈上交感神经节和颈总动脉的一段，实验家兔右耳低电阻点数目比左耳减少了近 1/2~1/4，两耳间低电阻点数目及电阻值均有极显著差异。这说明交感神经活动参与了耳廓低电阻点的形成过程，它可能在内脏-耳穴联系途径中起着重要作用。

2. 迷走神经在耳廓低电阻点形成中的作用　用慢性埋藏电极方法持续刺激迷走神经腹支，随着刺激时间增长，家兔耳廓低电阻点也随之增多，呈线性关系；当停止刺激72~96 小时后，耳廓低电阻点也随之减少，并逐渐恢复到原有水平，而对照组动物耳廓低电阻点的数量基本没有变化。当中断迷走神经刺激时，耳廓低电阻点不再增长，经历一段时间后低电阻点可恢复到原来的水平，重复刺激迷走神经可以使已经消退的耳廓低电阻点再度增多，停止刺激后，低电阻点数量再次下降。然而，当刺激胃动脉周围丛交感神经时，不能使耳廓低电阻点产生数量上的明显变化。这一实验事实说明，持续刺激迷走神经所造成的传入冲动对于耳廓低电阻点的生成和存在也是必需的。由此看出，内脏的病理冲动沿着迷走神经的感觉支传入脊髓的相应节段，经过调制和整合之后，再发出纤维到颈交感神经节，由该神经节发出的肾上腺素能纤维将信息传导到兔耳，形成各种病理改变，这可能是耳穴病理反应形成的基础。

3. 下丘脑与耳廓低电阻点形成 在实验性胃溃疡家兔身上，观察延髓孤束核、下丘脑外侧区、中脑中央灰质、大脑皮质等核团或脑区对家兔耳廓皮肤低电阻形成的影响。实验中观察到，化学性溃疡形成后，家兔耳廓皮肤电阻点升高，3 日达高峰，持续 7 日，以后开始下降，说明内脏病变能引起体表（耳廓）低电阻点形成。当毁损上述核团或脑区后，在形成溃疡时，家兔耳廓低电阻点升高延迟，持续时间缩短，最高峰值降低。此外，以慢性埋藏电极刺激核团或脑区，也能显著引起家兔耳廓低电阻点形成。结果表明，上述核团或脑区可能是内脏与体表联系途径的"交接点"之一。研究还证实，形成实验性低电阻点与自主神经有关，主要通过迷走神经传入，交感神经传出。形态学及生理学研究证实，这几个核团或脑区有神经纤维直接或间接地与下丘脑有突触联系，下丘脑前区主要与副交感神经活动有关，下丘脑后外侧区则与交感神经活动有关。因此，下丘脑前区对耳廓低电阻点形成有重要作用，传入纤维（迷走）与传出纤维（交感）可能在此"交接转换"。

四、神经-内分泌-免疫网络调节机制

（一）神经-内分泌-免疫网络作用机制

1977 年，Besedovsky 等首先提出宏观的神经-内分泌-免疫（neuro-endocrine-immune，NEI）网络假说，并逐步发现了 NEI 网络调控的双向调控模式。近年来有研究发现，神经、免疫和内分泌系统可共享信息分子及其受体，各信号转导通路之间的信息交流主要通过神经递质或内分泌系统对相关信号进行加工、处理并做出反应，从而反映出机体的整体功能。目前的研究发现，免疫系统器官接受神经系统支配，特别是交感神经去甲肾上腺素能和肽能神经元纤维可支配淋巴器官、骨髓、胸腺、脾脏和淋巴结，证明神经系统和免疫系统之间存在网络化联系。在这些结构中，通过淋巴细胞上的相关受体，神经末梢释放的神经递质和神经肽改变了免疫系统的功能，同时免疫系统的变化可反作用于内分泌系统，而两者的变化又可同时反作用于中枢神经系统，产生反馈性调节作用，从而构成神经-内分泌-免疫网络，从整体水平上维持机体的正常生理功能（图 5-1）。因此，神经、内分泌、免疫三者间拥有一套共同的化学信息分子与受体，从而使这三个系统之间能够相互交通和调节，使涉及整体性的系统之间得以相互交通和调节，形成多维立体网络状的联系。

因此，神经内分泌系统调控免疫系统主要通过神经递质、神经肽、激素与免疫组织器官上存在的相应受体结合等途径来实现；免疫系统则通过免疫应答反应产生的各种生物活性分

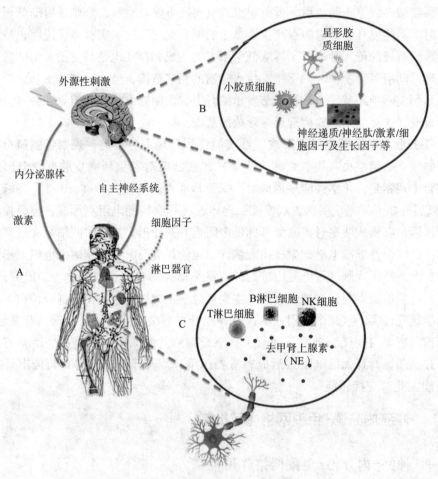

图 5-1 NEI 网络作用机制图

A. 神经内分泌免疫系统的相互作用主要是通过神经递质、激素和细胞因子之间的相互作用实现的。高位中枢神经系统通过下丘脑的神经内分泌释放、支配淋巴组织的自主神经和感觉神经影响免疫系统。外周受神经元活动影响的免疫细胞产生的细胞因子穿过血脑屏障影响中枢神经系统功能。

B. 特异性神经递质和肽能神经元分布于脑干部分，高位中枢的星形胶质细胞和小胶质细胞通过细胞因子和生长因子的释放来调节神经元的存活，而少突胶质细胞对神经髓鞘的形成至关重要。下丘脑中的神经内分泌系统则通过影响垂体激素的释放来调控机体的代谢和生长。

C. 在外周，去甲肾上腺素能神经元起源于神经节，分布于淋巴器官之间，其发挥效应主要通过免疫细胞上的神经递质受体介导。在淋巴细胞亚群上存在的 β2-肾上腺素能受体（AR）通过与去甲肾上腺素（NE）的结合，以调节生长因子和免疫分子的释放，并通过这些细胞因子穿过血脑屏障以调节脑功能。

子实现对神经内分泌系统的反馈调节。NEI 网络是整体性地维护机体稳态的重要物质体系，是保持机体正常生理功能的基本条件。该网络中任何环节紊乱均不可避免地影响其他系统的功能，对于整体水平上维持机体稳态和正常生理功能及健康具有极其重要的意义。

（二）针灸对神经-内分泌-免疫网络调节的研究

与药物不同，针刺作为一种非特异性物理刺激，主要是通过激发或诱导机体的调节系统而恢复其正常功能的。因此，针刺产生的效应是由机体各调节系统介导的综合效应，这也就决定了针刺调节的整体性、双向性、非线性等特点。现代研究表明，针刺的这种特殊调节效应可通过 NEI 网络实现。

1. 理论基础

（1）通过体表刺激激活 NEI 网络 皮肤是神经免疫内分泌器官，而外源性刺激作用于皮肤可以通过不同途径影响神经-内分泌-免疫网络。研究表明，针刺是一种有创刺激，可能导致腧穴处肌纤维断裂。针刺后可在肌纤维间隙发现炎性细胞浸润，对腧穴造成一定程度的刺激。因此，针刺可以通过对体表腧穴的刺激激活 NEI 网络，产生调节作用。

（2）对神经系统、内分泌系统、免疫系统的影响

①对神经系统的影响：针刺得气产生的疼痛、麻木、沉重、胀痛和酸痛感与神经系统密切相关。针刺可以直接或间接激活神经系统，引起神经系统不同水平功能活动的变化，然后通过释放相关的神经化学物质发挥其调节作用。针刺刺激可引起外周传入神经纤维兴奋：兴奋可以通过脊髓传至大脑，并且在中枢整合之后，经传出神经纤维将信息传递到靶器官。此外，针刺还可以影响神经递质（如 5-HT、多巴胺、儿茶酚胺、谷氨酸、乙酰胆碱等）和神经肽（如催产素、神经肽 Y、缩胆囊素、血管活性肠肽、SP、CGRP 等）的合成与释放。

②对内分泌系统的影响：下丘脑-垂体-肾上腺（HPA）轴、下丘脑-垂体-性腺（HPG）轴和下丘脑-垂体-甲状腺（HPT）轴在内分泌活动中发挥着重要作用，针刺对内分泌系统影响的研究也侧重于以这些轴相关激素作为观察指标。例如，针刺可以明显减少慢性应激大鼠中肾上腺皮质激素（ACTH）、与 HPA 轴相关的皮质酮等激素含量；电针（EA）可调节子宫雌激素、垂体促卵泡激素、黄体生成素及卵巢切除大鼠下丘脑促性腺激素释放激素的水平，从而调节下丘脑-垂体-卵巢轴的紊乱；针刺可以升高慢性疲劳大鼠中促甲状腺激素释放激素、促甲状腺激素和三种典型甲状腺原酸的总体水平，以恢复抑制的 HPT 轴。这些研究均表明，针刺可以调节 HPA、HPG 和 HPT 轴的功能。

③对免疫系统的影响：针刺腧穴将发生创伤性炎症，激活腧穴局部免疫调节；还可以引发肥大细胞聚集于腧穴局部，分泌生物活性物质如组胺、缓激肽、SP 和 5-HT，这些分泌物可引起血管扩张，增强局部渗透性和局部反应；同时炎症细胞浸润，腧穴中细胞因子（IL-1β、IL-6、IL-8、TNF-α、IL-4 等）和黏附分子（E-选择素、L-选择素等）增加。针刺可以调节非特异性免疫功能，改善吞噬细胞的数量和功能，增加自然杀伤（NK）细胞的数量并提高其活性，促进合成和分泌细胞因子，调节血清补体的含量。针刺可以调节细胞免疫和体液免疫，促进 T 细胞增殖，提高 $CD4^+T$ 细胞/$CD8^+T$ 细胞比例，调节各种免疫球蛋白的合成和分泌。

2. 对 NEI 网络的调节 针刺基于对神经、内分泌、免疫三大系统的影响及三大系统之间的相互调节，形成一个复杂的调节网络，在整体水平上维持机体的稳态。

在针灸调节 NEI 网络的研究中，多以神经、内分泌、免疫三大系统共同信息分子作为观察指标，如神经递质、激素、免疫细胞或细胞因子。关于针灸镇痛的研究中，发现存在神经-内分泌-免疫调节环路。电针可以促进衰老大鼠模型中 T 细胞的免疫反应，

而 NEI 网络的几种常见信号分子，如血清 IL-6、海马 IL-6R、下丘脑 β-内啡肽和促肾上腺皮质激素释放激素、ACTH、HPA 轴皮质酮也参与了调节过程。单纯针刺或针药结合能显著降低 HPA 轴激素 ACTH、皮质醇（CS）、肿瘤坏死因子 α（TNF-α）、IL-6 水平，明显改善糖尿病周围神经病变。艾灸治疗实验性类风湿关节炎大鼠具有确切的抗炎效应，其机制可能是通过调节 HPA 轴功能，从而抑制 NF-κB 炎性信号通路而发挥抗炎作用。针灸的降压机理可能是通过提高脑内 5-HT 含量、调节肾素-血管紧张素-醛固酮系统、减少患者血浆内皮素（ET）含量、降低 IL-1β 和 IL-6 表达来实现的。

3. 腧穴的主治规律与 NEI 网络

（1）每个腧穴都有较广泛的主治范围，这与其所属经络和所在部位有关，也与针灸刺激腧穴产生广泛的生物学效应有关。如果几种不同疾病的发生发展均与相同的 NEI 网络共享信息分子有关，那么就可以通过刺激相同腧穴，调节相关 NEI 网络信息分子，从而达到治病的目的。因此，在治疗不同疾病时可以选择同一腧穴。如针灸刺激足三里可以发挥免疫调节、缓解疼痛和抗炎作用，从而治疗多种疾病。

（2）不同的腧穴存在相同的主治范围，这也与其所属相同经络或相邻部位有关，与针灸刺激腧穴产生的生物学效应有关。如果刺激不同腧穴均能调节与疾病发生发展相关的 NEI 网络，那么就可以通过刺激不同腧穴达到治病的目的。因此，在治疗同一种疾病时可以选择不同的腧穴。有研究分析了功能性消化不良（FD）患者与健康志愿者之间的代谢差异，并寻找了一系列差异代谢产物，通路分析表明 FD 与一些能量代谢障碍有关，特别是与 NEI 功能障碍有关。目前该疾病的治疗多选用背俞穴和募穴及阳明经腧穴，对 FD 有关代谢物均可产生有益的调节作用。

4. 对常见疾病的 NEI 调节　对帕金森病、鼻炎、骨关节炎、脊柱损伤、疼痛、衰老、缺血性卒中、分娩、功能性消化不良等的研究发现，针灸治疗疾病的机制涉及机体多个系统的调节，主要与 NEI 网络相关（图 5-2）。

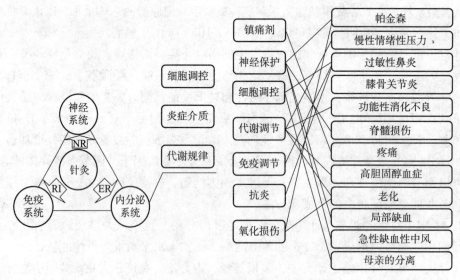

图 5-2　针灸对常见疾病的 NEI 调节

（三）针灸对神经-内分泌-免疫网络调节的研究范式

以针刺对血管性痴呆（VD）大鼠前额叶皮质炎症水平的影响为例。

1. 对照设置 随机分为假手术组、模型组、针刺组和非穴组。

2. 干预方案

（1）针刺组取"百会"、双侧"足三里"，行捻转补法（捻转角度<90°，频率>120次/分，持续30秒），每天1次，治疗6天，休息1天，共治疗12次。

（2）非穴组选取双侧肋下髂嵴上10mm作为对照刺激点，行平补平泻法（捻转角度90°~180°，频率60~120次/分，持续45秒），每天1次，治疗6天，休息1天，共治疗12次。

（3）假手术组和模型组分别行与针刺组和非穴组相同时间、相同程度的捉抓刺激。

3. 评价指标

（1）Morris水迷宫实验。

（2）RT-PCR检测白细胞介素-1β、白细胞介素-6mRNA表达（大鼠前额叶皮质）。

（3）免疫组化检测小胶质细胞标记物离子钙结合蛋白1（Iba1）、Toll样受体4（TLR4）表达（大鼠前额叶皮质）。

4. 结果

（1）针刺组大鼠逃避潜伏期较模型组及非穴组显著缩短，平台所在象限时间显著延长，差异有统计学意义（$P<0.05$）。

（2）针刺组较模型组大鼠前额叶皮质白细胞介素-1β、白细胞介素-6mRNA表达显著降低，差异有统计学意义（$P<0.05$）。

（3）针刺组较模型组大鼠前额叶皮质小胶质细胞标记物离子钙结合蛋白1、TLR4阳性细胞显著减少，差异有统计学意义（$P<0.05$）。

5. 机制探讨 本研究以双血管阻断法建立的VD大鼠模型为研究对象，初步探讨了针刺改善VD认知损害的炎症机制。研究结果从行为学观察、炎症调节因子TLR4表达及下游炎症因子IL-1p、IL-6的mRNA表达3个方面，共同说明针刺"足三里""百会"可抑制大脑前额叶皮层TLR4表达，降低炎症因子IL-1p、IL-6的含量，从而改善VD大鼠的学习记忆能力。

脑血管病的病灶波及前额叶皮质，导致脑内炎症反应的发生，继而引起神经元损伤，使学习、记忆功能减退可能是血管性痴呆的发病机制。目前有研究表明，血管性痴呆早期治疗具有可逆性。脑缺血后小胶质细胞介导的炎症反应参与了VD的发生与发展。TLR4主要表达于小胶质细胞，可被多种内源性或外源性因子激活，通过进一步激活下游的信号通路，参与小胶质细胞介导的神经炎症反应。本研究发现，针刺能抑制小胶质细胞激活，减少TLR4表达，降低大脑前额叶皮质炎症水平，改善神经元损伤，从而提高VD大鼠的学习记忆能力。该研究发现，针刺可通过抑制TLR4表达，缓解慢性脑低灌注导致的炎症反应。

（四）存在的问题与展望

1. 存在的问题　目前关于针灸治疗疾病机制的研究虽然取得了重大成果，但仍存在一些问题：①针灸对单一系统影响的研究较多，缺乏对多系统间相关性的研究，尤其是针灸对神经-内分泌-免疫网络间相互影响的相关性研究。②缺乏对针灸调节神经-内分泌-免疫网络相关分子机制的深入研究。③临床类研究周期偏短，缺乏对针灸治疗远期临床疗效的评估。

2. 展望　随着系统生物学技术的不断发展，整体医学应运而生。整体医学研究人体疾病发生和发展规律以及不同生物体系之间的相互关系，认为治疗疾病的本质是调节生物体的稳态。针灸是强调整体观的系统医学生物学，其治疗疾病的整体调节与整体医学稳态调节概念相一致。而结合 NEI 网络，从整体和网络的角度探讨针灸的调节机制能够反映针灸整体调节的基本特征。从 NEI 网络出发，概括针灸治疗要素（启动子——针灸对局部腧穴刺激，响应器——NEI 网络媒介对针灸刺激的反应，效应器——靶器官中相关信号通路的反应），实施三项一体化联合研究（腧穴启动子-NEI 网络关键响应者-靶器官效应器），将有助于客观地阐述针灸对 NEI 网络的调节作用和机制，从而建立探索针灸效应的新规范模式，促进基础研究的转型，提高针灸治疗的临床应用水平。因此，由 NET 网络出发，从整体和网络的角度看待生命科学，探讨针灸的调节机制，将成为未来针灸调节机制研究的发展趋势。

附　录

一、针灸临床研究设计规范

1994 年 6 月，世界卫生组织西太区总部组织了一个包括 2 名中国专家在内的 16 人工作小组，在日本青森举行会议，研究制定了《针灸临床研究规范》。1995 年，世界卫生组织正式出版了这份文件。经世界卫生组织授权，《中国针灸》杂志正式获得中文翻译权，并于 1998 年第 8 期~1999 年第 1 期连载了《针灸临床研究规范》中文版。

（一）总论

1. 背景　针灸作为一种医疗技术在中国已经使用了 2500 年以上，其产生的年代还要早。公元前 2—3 世纪，针灸已经产生了系统的理论，可见于《黄帝内经》之中。针灸作为一种显然是简便有效的临床方法于 6 世纪介绍到中国的邻国，包括朝鲜、日本、越南等，16 世纪初期传播到欧洲。

在过去的 20 年里，针灸已经遍及世界各地，人们对针灸在治疗方面的运用越来越感兴趣，并想用现代科学知识来解释其作用方式。世界卫生组织已经认识到针灸的潜在价值以及针灸对世界卫生组织"人人享有健康"这一目标所能做出的贡献。1985 年，世界卫生组织西太区事务地区委员会正式通过了一项关于传统医学的决议，承认传统医学疗法，尤其是草药医学与针灸，形成了恰当的技术方法，可以纳入国家的卫生战略规划中，并且敦促各成员制定有关传统医学研究、培训及情报信息各方面的项目计划。两年后，于 1987 年世界卫生组织西太区事务地区委员会通过了另一项决议，重申了草药医学与针灸的价值并且敦促各成员根据各自的具体需求与情况建立或进一步发展有关传统医学尤其是草药与针灸方面的项目计划。

2. 针灸研究　在世界范围内，针灸被认为是一种有效而可行的卫生保健资源，然而针灸的使用却主要基于传统及个人经验。虽然针灸已为数千年的临床实践所证实，但是适当的科学研究对于针灸的合理使用与进一步发展是有益的。

世界卫生组织西太区事务地区委员会所通过的有关传统医学的两项决议，鼓励各成员在现代与传统医学观念的基础上开展评价传统医学（草药与针灸）的安全性与疗效的研究。评价针灸临床疗效的研究应当比研究其作用机理更受到重视，因为这种研究直接关系到针灸在卫生保健服务体系中的发扬与投入。

3. 针灸临床评价对本规范之需求　针灸临床及其相关的研究早已为一些独立团体所开展，但研究的质量迥异。应当把各种可接受的结果综合起来，进行比较并做出结论。结合并运用现代科研的基本原则与方式方法来保证研究课题的可靠性，对于针灸临床研究来讲是很困难的。现代科研的基本原则与方式方法的运用，如科研设计、科研实施、统计分析、论述与报告等尚不能为针灸研究者们恰当地掌握。1989 年，世界卫生组织的一个科研小组在日内瓦开会，建议由世界卫生组织出面健全强化针灸研究方法的规范，以确保研究结果的质量可以被接受。

（二）术语解释

以下词汇在本文件中作为有特定意义的术语使用。

1. 与临床评价方法有关的词汇

（1）有效性：有效性要达到这样一种程度，即检测结果要与被检测现象的真实状态相符。一般来说临床评价有两种有效性：①内有效性：达到观察结果与本科研病例相符的程度。②外有效性：达到观察结果在其他场合亦有效的程度。与外有效性同义的一个词叫作"可推广性"。

（2）可靠性：可靠性要达到这样一种程度，即对一个相对稳定现象的多次重复检测，其结果都极为接近。这种性质也可用"可重复性"及"精确性"来表达。

（3）统计学意义（P值）：P值是指在特定的统计假设模型下，数据的某个统计指标（如两组样本均数之差）等于观察值或比观察值更为极端的概率。

2. 与针灸研究特别有关的词汇

（1）针灸：主要指针刺和其他非刺入性针灸穴位刺激术。选取针灸穴位的依据：①传统中医的方法。②患者症状。③穴位功用与现代科学的关系。④穴位处方学。

（2）真实针灸：作为真正临床治疗用于患者的针灸。

（3）假针灸：对于所治疗的病情不适宜的针灸方法，包括一些微针疗法。

（4）模拟经皮神经电刺激：用无输出的 TENS 电针仪进行治疗，患者并没有接受电刺激，而电针仪看起来却在工作。

（5）浅针法：将针浅浅刺入。在有些研究中以此作为安慰治疗，而有些研究将此作为真正的治疗。

（6）对照组：用来比较真正针灸疗效的对照患者。对照组可以不予治疗，或接受常规医学疗法。

（7）安慰治疗：假如给针刺下定义为用针灸针来刺穿皮肤的话，那么真正的针刺安慰治疗看起来难以做到。一些疗效较差的针灸方式可能是十分恰当的对照疗法。在一些特定情况下，也可能用可靠的办法来模拟针灸。

（三）目的与目标

1. 目的

（1）加强针灸的临床研究。

（2）促进针灸的合理使用。

2. 目标

（1）为针灸研究人员和临床医师提供基本原则与可用性标准，以便策划实施针灸疗效的临床评估。

（2）为检查科研计划、完成科研结果提供基本标准。

（3）促进研究经验和其他信息的交流，以便积累大量的关于针灸效验的可靠资料。

（4）为对针灸感兴趣的决策者选择并确定使用针灸提供判断准则。

（四）总体考虑

1. 法律方面　各国政府应当积极鼓励针灸的研究，尤其是针灸临床方面的研究，因为设计完善的研究项目可以为针灸治疗的有效性提供可靠的参考资料。

针灸的立法以及针灸行医的规章在保障针灸治疗的质量与管理方面起着十分重要的作用。

2. 道德方面　针灸的临床研究必须根据所有相关的四项道德原则来进行，即公正、对人尊敬、善心、无邪恶之目的。如果研究中使用动物，它们的利益也必须受到尊重。

3. 针灸的性质特点　针灸在东方哲学的基础上发展为中医的一个分支，这种哲学主张用整体的方法来调整身体的平衡。当然针灸存在不同的学派，各自有自己的理论原则。在有关针灸的任何研究中，都必须优先考虑尊重这些理论原则。研究的针灸学派不同，这些原则也可能随之而有所不同。为达到这一目的，当策划、准备、实施研究项目时，研究人员应当充分地表达出针灸的传统知识与经验。

一个好的针灸临床研究项目应当在理解并结合传统与现代医学知识的过程中实施完成，传统与现代医学的诊断标准都可以使用。

4. 临床研究

（1）目的：①一种治疗介入方式，包括用于康复治疗。②一种预防与保健介入方式。

据此而言，进行针灸的临床研究以帮助指导：①开业医师选择治疗方法。②患者决定是否选取针灸作为一种疗法。③卫生保健的决策者们制定政策。

针灸的临床研究对于其他的卫生专业人员以及科学界人士也是有益的，因为这种研究对于他们的工作也可以提供很好的启发。

（2）研究项目的选择：研究项目的选择除了科研方面的考虑外，还要充分考虑多方面的因素，如研究结果对于改善公众健康的潜在价值，以及有关地方流行病方面的考虑。研究项目的科学认可以及使用替代方法的可行性都应得到考虑。可以通过研究评价来为传统经验提供新的科学依据，也可以通过研究来证实针灸穴位新的适应证或证实新的配穴方法的疗效，还可以研究比较不同穴位的疗效或多组穴位的疗效，可以分析研究多种针法以比较其效力。

5. 实验室研究　针灸的相关实验室研究可以为针灸临床研究的准备与实施提供有用的想法并起着一种参考作用。

6. 动物研究　进行动物研究目的在于：①研究针灸用于兽医治疗。②进行基础研究。有些情况下动物实验并不适用于人类的状况。

7. 教育　通过办班学习的形式来向职业卫生工作者宣讲针灸及针灸研究的知识，将极大地有助于各方面在改善针灸临床研究中所尽的努力。有关针灸临床疗效及针灸临床研究结果的丰富信息对广大公众也将是十分有益的。

（五）研究方法

1. 文献回顾　由于针灸早在现代科学出现之前就已形成，并且是建立在不同的文化哲学基础上的，而且只是在不久前才对其进行科学性的研究，那么必须承认有关针灸的知识资料更多见于口传心授的非正式的观察材料里，而已经发表于科技文献上的系统的基础及临床研究报告里并不多见。进而言之，我们也不得不承认尽管一些针灸方面的出版物尚不能达到国际高水平杂志的严格要求，但是这些出版物仍然可以为进一步的研究潜在地提供有用的观察资料与观点想法。因此，在文献方面的全面考察了解应当作为针灸临床研究的起点。

2. 术语与技术　为确保针灸临床研究的可重复性，与研究相关的术语与技术应该清楚地表达出来并应建立严格的研究方案。

（1）标准针灸术语：研究中应当使用世界卫生组织西太区总部建立的由世界卫生组织科研小组1989年于日内瓦开会推荐的标准针灸术语。

（2）针灸针的长度与直径应当用毫米表示。

（3）考虑到尚缺乏针灸穴位取穴的国际标准，所有参加研究的人员应当在描述与使用临床取穴方法时保持一致，应当鼓励取穴时使用身体的解剖标志。

（4）进针、留针、行针、出针等针刺技术应当标准统一，并且在研究方案中详细说明。在实施针刺技术时应当尽量限制研究人员的个人影响。

（5）应详细描述使用辅助针灸设备如激光或电针仪的情况。

（6）其他与患者状况有关的因素如生物节律、呼吸、体位也应写入报告。

3. 研究人员

（1）研究人员在研究过程中要对试验以及观察对象的权利、健康与福利负责。

（2）研究所涉及的所有研究人员和卫生工作者都应具有适宜的专长、资格与能力来进行所策划的研究。建议研究工作组既包括针灸医师又包括专业卫生工作者，因为在准备并实施一项可靠的针灸临床研究时，既需要针灸的知识，也需要评价针灸临床疗效的特殊领域的知识。

（3）研究组必须明确以下责任：①研究中对患者要一直给予适当的照顾。②研究工作的道德要求（例如：如果继续其研究工作将对患者造成损害时，需要终止研究方案规定的治疗）。③要有针灸知识。④研究方法学的评价。

4. 临床研究的设计与针灸的合理应用　通过临床研究可以使患者了解更多有关治疗的信息，执业医师在选择治疗方法时做出更明确的决定，卫生决策与拨款机构对运用和效-价关系做出适当的决定。

针灸临床研究的目的：①让患者根据以下因素做出决定：疗效（绝对疗效与相对疗效）；安全性；费用；治疗过程中配合常规疗法；文化背景因素以及患者的优先选择。②为针灸师进行良好的临床治疗确立规范，为针灸执业者以及卫生拨款机构双方准备同一备忘录，这样会引导针灸的合理应用。

切实可行的临床研究方法：①随机对照临床试验。②样本研究。③回顾研究/病例对照研究。④成果研究。⑤序列试验设计。⑥单个病例研究。⑦临床核查。⑧针灸的流行病学。⑨人类学研究。⑩市场后监测。

临床试验的定义：以人体为对象的科学实验，通过治疗活动对疗法进行评价。

临床试验的实施取决于研究的基本目的，因此与试验结果直接相关。临床试验的基本组成部分：①投入。包括纳入的患者、从事研究设计及制定疗法的人员，数据收集系统，以及治疗活动。②评价机制（设计），如随机对照试验（RCTs）、样本研究、病例对照研究以及临床核查等。③研究结果。当研究结果用来衡量研究评价的目的时，通常叫作"结论"。任何时候都要考虑结论的有效性与可靠性。结论有"软"（如生命质量）"硬"（如实验室检测数据）之分。在进行效-价和效-用研究时需要利用这些资料。

随机对照试验作为临床研究各种方法中的"金标准"，可以用来回答有关临床问题的大多数疑问，然而它并不总是实际可行和效-价相符的。因此也需要一些虽然不能完全排除治疗的随意性但却实用的解决办法。随机对照试验的误差是开放性的，如患者对治疗方法的优先选择态度可能会对结果产生影响，如同某些文化背景所产生的影响一样。临床核查可以使进行中的研究直接鉴定患者状况，而使其很快得到适当的治疗。如有的患者其状况可以用针灸维持，有的患者其慢性病症可以得到控制则无须常规的侵入式治疗，以免造成潜在的损伤。

5. 随机对照临床试验的设计　针灸的随机临床研究应当由研究者在生物统计学者的参与下进行设计，以保证研究的质量。

（1）病例选择：研究中纳入的患者应能代表这类患者群，此研究项目之结果将要用于他们身上。所患病症要明确限定。患者招募的来源及其纳排标准要认真考虑并在研究方案中做出说明。

如果在拟议研究项目时，针灸的使用以传统诊断的知识为基础，那么患者亦应根据传统医学诊断与辨证的标准来选择。这种情况也要在研究方案中仔细说明。

（2）研究规模：研究规模应根据统计学分析的需要而决定。为了提供充分的统计学数据以了解两治疗组之间的临床意义差异，则需要足够的样本规模。

（3）研究场所：临床研究必须在能足够保证受试者安全的条件下进行。选供临床研究用的场所必须有充足的设施，包括必需的实验室与设备、足够的办事人员、医务人员以及相关的卫生工作人员来支持研究的需求。应有一定的设施来应付可能出现的紧急情况。

多中心的研究工作是必要的。这就需要有专门的管理系统来确保研究项目，在不同的场所由众多的研究者遵照同一研究方案同时而又适当地开展。对于来自不同场所的研究人员进行培训是必需的，以使他们在选择患者、终止参与、行政管理、收集资料以及评价评估方面遵循统一的研究方案和统一的方法标准。

（4）双盲技术：双盲技术可以用于随机对照临床试验，对于患者、研究人员以及试验结果评估人员等都适用。在可能情况下，患者都不应知道他们被分配到哪一类治疗组别。虽然让为患者实施针灸的研究人员也不知道治疗的情况十分困难，但必须将试验结果的评估情况对治疗方面保密。结果评估人应对行医者负责，并且也要负责记录从患者处得到的对治疗反应的细节以及治疗的效果。一般认为非双盲技术的治疗者可能会影响患者的反应。

（5）随机性：在临床试验中，随机性有两层意思。其一是从母群体中进行研究群体的随机取样；其二为随机分配，即将患者以偶然性机制分到任何一个治疗组中。随机对照临床试验是使用随机分配的一种研究方法，使用这种方法要保证组别间的可比性。虽然随机对照临床试验在疗法选择的比较评价时是减少偏倚的最有效方法，但在征集患者进行针灸领域的某些研究时可能并不可行，尤其当患者极其喜爱针灸治疗时。换而言之，随机性过程可能会从正负两方面影响试验结果。

（6）对照组：随机对照临床试验由于可进行比较的目的，需要一组或多组对照。对照组可以是（无先后之区别）模拟经皮神经电刺激、假针灸、无治疗、标准治疗、真实针灸。对照组的选择取决于试验的前提。

（7）交叉研究：交叉研究通常不适用于针灸。在急性的可自我限制的情况下，疾病的自然消减与交叉技术的意思相混淆。在慢性病症时，针灸在治疗结束后仍然在不同的时间（几天或几年）起作用。如果采用交叉模型的话，就需要长时间的"清洗"，而这本身就有道德方面的问题。

（8）随机对照临床试验的运用策略：在为随机对照临床试验系统地选择最为适当的对照组方面并无成规。现有的科研依据提示，在随机对照临床试验中，比较贴切的对照情况牵涉到单纯内啡肽递质作用，在取穴方面的对照情况不太恰当，而真假针灸的比较则更可能使人误解。反之，针灸治疗自动调解越多，如治疗非疼痛病症时，在评价其临床疗效时使用真假针灸比较模式可能会越贴切。

6. 研究方案的形成　研究方案作为一份文件，阐明试验的背景、原理及目的，并且描述试验的设计、方法以及组织，包括统计学方面考虑的问题以及试验实施与管理的条件。研究方案应当由各学科及各方面的代表共同努力产生，包括受试者（如果可能的话）、卫生工作者、针灸师以及生物统计学者。

研究方案应包括以下内容：①临床研究的题目。②临床研究目的目标的明确声明。③研究策划的正当合理性，以包括现代与传统文献资料全面考虑在内的现存信息为基础。④研究将要进行的场所与设施。⑤每个研究人员的姓名、地址及资历。⑥研究的种类（如对照试验、公开试验）以及试验设计（平行组、随机性方法与步骤）。⑦受试者的录、弃标准（可以以西医或中医的诊断标准为基础）。⑧为达到研究目的所需的受试者数目（以统计学方面的考虑为基础）。⑨主观与客观的临床观察以及实验室检查在研究过程中的记录。⑩用于研究所选的针灸穴位，选穴的正当理由（从传统与/或现代针灸诊断技术出发），以及临床取穴方法的描述。⑪研究所用的针具与型号。⑫针刺技术，包括进针方向、角度、深度、留针时间、患者体位、行针情况（如捻转提插、频率与幅度）、其他辅助行针方法（补法泻法）以及针刺得气情况等。如果使用电针，要描述电针仪的型号、厂家、电刺激波型、脉冲时间、电压或电流、频率与电刺激的极性等。⑬不良反应的纪录。⑭使用的对照组。⑮治疗日程，治疗时间。⑯研究中受试者其他可行或不可行的治疗的标准。⑰记录病情反应的方法、测验方法、测验时间以及随访步骤。⑱成果评价的方法（如关于退出研究的患者/参与者的统计方法与报告）。⑲需告知受试者的信息。⑳需告知研究工作人员的信息。㉑研究完成的时间表。㉒研究中或研究后如果有需要，可超过研究方案所规定的治疗而给予患者医疗服务。㉓与研究有关的道德方面的考虑与措施。㉔与有关的管理机构的相关交流情况。㉕研究方案涉及的文献目录。

7. 与研究有关的知识　针灸的基本资料有其文化方面的基础，这就形成了任何研究项目所必需的第一步。学习前人所做过的工作是科研过程中固有的部分，而针灸的基本资料可以为发表过的作品提供适当的参考来源。

描述性研究概括了针刺已观察到的和未经对照的作用，涉及中医学及其变化、每个国家医疗体系文化的方方面面、使用针刺的方法和技术以及所取得的主观和客观的成果等。这种描述性研究可以作为进行更详细研究的基础，需要制定新的研究策略。这种策略应以对成本和对保健工作实施的文化、政治环境所做的现实估计为基础，包括实用性研究可对接受不同治疗—揽子计划（常规的和传统的）的患者的治疗结果进行比较。另外还有开发性研究，可帮助我们更加了解成本和成本-效果关系。

定群研究实质上是非对照性前瞻研究，这种研究可以保留详细的数据资料并对其进行分析以评价针灸的效果。定群研究的优势在于可以使研究人员设计连贯紧凑的基本资料，并将其作为开展详细临床试验的基础。然而，时常所见，此类研究的方案设计不当，其数据采集也不全面、不充分。这类研究代表了针灸多方式研究措施重要的第一步，对待其评估所产生的结论必须谨慎，并尚需其他适当的研究来证实。例如：这类研究可以提供信息，说明哪一类患者可能就某种特定状况对针灸反应最好。这就能帮助研究人员制定某项随机临床试验所使用的标准。但是，不管定群研究如何精心设置，都不能确凿证实针灸的价值。

回顾性研究的价值在于它可以为某种特定治疗的效果提供初步的资料。此类研究经常遇到的困难与这样的事实有关，即有关数据经常不能自始至终地采集到，因而缺少数据来做适当的统计分析。同时，也经常找不到适当的对照组，这种局限性可以通过使用旧有的同类对照物部分得到补偿。此外，有少数观察会反映出一些有悖于常理的结果而不是可以概括的现象。最常见的回顾性研究是病例对照研究，可以根据研究结果组合患者进行对照。

序列试验设计没有事先决定试验者的规模，试验是以两组的比较为基础进行的。通常序列试验可以在少量的患者中进行，但必须达到有统计学意义的结果。在序列试验中，很难允许有超过一个的可变反应，或很难允许有两种以上的治疗。如果试验呈多中心的话，管理上将会很复杂。在某些疗法的使用中，序列试验可能受到限制，因为通常不能及时弄清治疗结果而延误对新试验患者的录用。在常用的序列试验中，对患者进行配对分组，每对中的一人将随机接受所测验的治疗方法，而另一人则接受安慰剂（或替代疗法）。每对患者治疗结果一旦明确，相继就可以认定治疗之成败。而一对患者中两种疗法都成功或都失败的话，两者双双不予统计。通常对于所测疗法成功而安慰剂或替代疗法失败的结果记+1分；相反安慰剂或替代疗法成功而所测疗法失败的结果则记-1分。随着试验的进行，分数不断积累。如所测疗法明显优于替代疗法，则会积累起一个正数分值；如情况正好相反，就会积累起一个负数分值。临床试验统计时通常使用序列统计表。

单个病例研究（单例设计，1至n项试验）是在心理学领域中发展起来的，并于最近用于临床研究。单个病例研究能够评价各种针灸专有方法用于各种个体差异患者的疗效，个例设计很容易用作考察性研究而且费用相对较低。各种不同的单个病例研究设计被推荐使用于临床试验。本文特介绍两种简单的试验设计：①是或否试验设计，即AB法，是最简单的1至n项试验。试验中要首先于治疗前收集基本数据（A）并确定其稳定性，然后医师使用某种特定疗法并对其进行评价。我们推荐使用时间系列分析。反复测验（ABABAB……）可以增加效果的合理性。②不同的疗法以随机顺序反复使用，然后以常规统计的方法来分析数据。然而，这两种技术显然不适用于有长期或不可逆效果的一些针灸疗法。单个病例研究的结果虽然不容易总结，但这种试验设计在针灸临床研究方面的可用性应受到注意。

临床核查可以改进患者的处理情况。核查周期是对患者临床处理情况的批评措施的扩展。核查中需要患者全面综合的数据。其目的在于通过不断评价治疗方法与治疗结果的关系来为特定患者或特定疾病提供"最好"的治疗。通常由一组临床医师来讨论这一类信息，这样就可以使治疗的核查周期、治疗的批评性评估以及改进过的治疗体系不断发展。临床核查的过程可以为针灸师创造一个积极的支持性环境。这种环境对于研究的建立发展是必不可少的，并且能在针灸界开展对于研究文化的评价并形成一个好的针灸临床指南。发展"最好针灸治疗"的过程促进了其他研究技术所需要的方法措施，例如随机临床试验等，并直接起到了有益于患者的作用。

针灸的流行病学：在药品的评估领域中，已经认识到从销售前的临床试验（第一、二、三期）中所获得的信息是不完善的。这是因为在销售前阶段，患者的数量受到限制；在销售后药品会用于各种不同的情况中而且会在复杂的临床情况下与其他药物及疗法共同使用。因而，一种叫作销售后监测（PMS）的机制发展了起来，采集和分析在非试验性背景下所获得的信息。最初销售后监测是设计用于采集有关药品安全性信息的，后来逐渐开始涉足药品的疗效。"药物流行病学"就是用来说明这个领域的术语，涉及报告系统、统计分析以及必要的药品规定，从而可以获得有关药品效果的信息。在针灸已经得到合法承认或在不远的将来可能得到合法承认的国家，这种方法可以用于针灸临床研究，可以称为"针灸流行病学"。而在有些国家，因为使用针灸的人不愿意参加这项活动，针灸的无规则无管理状态则成为该方法发展的障碍。对于针灸的官方认可成为发展针灸流行病学的先决条件。有关针灸的"成果研究"可以说是针灸流行病学的同义词。在有些国家，可以利用其信息技术——覆盖卫生保健方面面的电脑化的卫生信息数据库就是这种研究方法的潜在资源，也可以运用存有个人所有健康信息的医疗卫生卡。成果不仅与安全性有关，而且也与疗效及经济价值有关，即价-效关系。定群研究为前瞻说明性研究，也可以用在针灸流行病学的范围内。

人类学研究要求对开展针灸疗法的社会和文化环境有所了解。这可能会直接影响针灸的临床研究，因为可以解释为什么有些国家在发展对照临床试验及博得患者对于研究心甘情愿的赞同时有文化方面的困难。这就涉及社会科学工作者们的合作，应该让非政府组织（NGOS）及政府组织了解其国家卫生保健服务方面的需要及人民的要求。这种研究在社会经济与社会政治方面的重要性是显而易见的，有关针灸医学人类学的研究必须与针灸的临床试验相提并论。

8. 病例报告方式　病例报告表（CRFs）是根据研究方案的规定设计记录试验过程中每一个试验对象的数据资料，每一个试验患者的病例报告必须是完整的而且要有研究人员及评估人员的签字。试验中所有的经过都必须有文件记录，也应包括不良反应现象。

9. 数据资料管理　保持记录及处理资料的目的在于毫无差错地集中研究信息，以便今后分析报道。研究人员及其指导者必须保证采集时的资料是质量最高的，每个实验患者的病例报告表必须完整，并经由研究人员及评估人员签字。病例报告表应根据研究方案的规定设计来记录试验过程中每一个试验对象的数据资料，应该有步骤地采集资料以保证其信息的保护、保留与再利用，并保证其易于核实与审查。患者的档案，即患者报告表及其他来源的基本数据必须保存好以备将来查询。对患者资料的处理既要保证机密性又要保障精确性。患者治疗前的状况、对治疗的反应、评估者的观察、患者的感觉以及可能出现的不良效果都需要如实记录成文，应尽全力保证所有记录无差错。

当受试对象随机分组后，所用随机化的步骤也必须记录成文。

10. 道德考察委员会　研究方案的形成应经由道德考察委员会来考虑。该委员会一般要达到研究机构的水平，当然达到区域或国家水平则更好。该委员会应为独立机构，由医学与非医学界的成员组成，他们与要考察的实验评价活动无牵连。该委员会将核实参加临床评价的患者权利是否受到保护以及试验在医学与社会方面是否正当合理。委员会还要考虑研究方案是否合适，因为这与患者的选择与保护有关，也与患者对研究毫无顾虑的赞同等事项有关。需要注意的是，该委员会不应在方法的指导方面起促进作用，除非其成员在针灸研究方面相当内行。委员会的工作应在《赫尔辛基宣言》及所在国或机构制定的有关文件的指导下进行。如果试验治疗组的患者确实显示出有益的疗效，分配到对照组的患者应有接受同样试验治疗方法的可能。

11. 统计学分析　当临床研究开始设计时，就需要生物统计专业，而且在资料的采集、分析及为最后报告做准备时，此专业人员必须一直参与。在所有的临床研究中，对于统计评价的错误使用及对统计测验的滥用都是很常见的，尤其与"t测验"有关。统计分析应该用于揭示所获资料数据及所研究临床情况的本质。统计学意义与临床意义是不同的。应尽量避免二型统计差错，并要取得至少 80% 的统计率，当然 90% 的统计率最理想。应通过统计学意义值来说明可信极限。小组型研究的值可以通过元分析来加强。如未能完成研究方案中制定的治疗，应加以记录分析。

要从统计学的角度考虑决定所需患者的数目，以便在研究中取得有意义的结果。所需患者数目取决于对研究中各治疗组之间结果的预期差别。计划在研究结束时所用的统计学分析应提前决定并在研究方案中详细说明。当最后分析研究结果时，应以便于临床解释的方式阐明。

12. 研究的督察　对研究项目采取正式措施进行系统的督察对项目的成果十分有益。督察应贯穿研究实施的全过程，直到研究结束为止。

针灸的疗效在疗程结束后仍持续一段时间，建议应对受试者进行随访评估，尤其是探索性的研究方案。随访的时间可取决于针灸疗效的持续时间，随访时间过长或过短都会曲解其结果。

以下研究项目的因素应该进行检查：研究的目的；研究方案与目的的一致性；研究向预定目标的发展；对研究的冲击影响。

研究的结果应对以下各方面进行评定：①患者治疗前的状况。②根据研究人员及评估人员的客观观察与患者的自我评价所描述的病情进展变化情况。③研究过程中出现过的不良事件。

13. 研究报告　研究负责人应当负责做出试验的最终报告，此报告应提供给研究项目的主持资助人、道德考察委员会以及所在地法规认定的任何其他当局机构。最终报告是在研究项目完成后的全面描述，包括研究结果的发表与评价，统计学分析，道德方面、统计学方面与临床方面的评价。针灸临床研究的结果应及时公开发表，必须包括所有的不良事件，甚至于未能显示疗效结果的研究也应当发表。有选择性地发表（如只讲有利于自己的结果）会导致某种形式的误解，即发表倾向性。

14. 实施　清晰明确的研究结论并非总能在所有的医学领域里得到实施，针灸也不例外。对于临床研究者来说，重要的一点就在于要有明确的意向，即怎样使研究结论（正反两方面）在自己所处的卫生机构内，进而在世界范围内得到实施传播。

15. 结论　本准则中所概括的各种研究方法能为各种研究提供一些信息。在这些方法中，随机临床试验被认为是最复杂精细的，因此成为现代研究中临床试验的"金标准"。然而这种手段也有明显的局限性。

首先，这种方法花钱较多，比较复杂，又只能获取增量性的解答。这对于整个医学系统（如草药或针灸）的评估来说是个弊端。

其次，随机临床试验从定义上来说，排除了患者对治疗方法的首选性可能产生的影响以及医患之间在治疗结果方面的相互作用。这些局限性至少可以部分地用"针灸流行病学"中描述的设计完备的回顾性与前瞻性结果研究来补偿，而设计恰当的前瞻性研究通常更优于回顾性研究。因而在针灸研究的范围内，当研究目的是提高针灸疗效，如要弄清那一种配穴处方对于治疗某种特定病情最适当时，就需要随机临床试验；相反，当研究目的是评价针灸的预防价值以及指导患者选择疗法并帮助制定医疗卫生政策时，就需要针灸流行病学（结果研究）。

最后，虽然临床审查以及个例研究（1 至 n 项试验）有一些固有的局限，但这些方法对于激发针灸研究者与执业者在针灸研究方面的兴趣还是理想的，可以产生很有价值的初级信息资料。

（六）本规范的使用

本规范意在促进针灸界科研与临床工作者的工作并为支持针灸临床研究的人士提供一些参考。本规范也可用于科研学术机构。希望本规范范围足够广泛而且能够使各成员国的研究机构为满足特定需求对其加以修改。此外，本规范对于能制定针灸行业法规并规定针灸治疗适应证的卫生保健当局可能也有用处。

——本规范引自《中国针灸》1998 年第 8 期

二、针灸临床研究报告规范

(一) CONSORT 声明

1. 概述 科学设计的随机对照临床试验能真实、客观地评价干预性措施的疗效，被公认为评价预防、治疗和康复措施的"金标准"。然而大量证据却显示，随机对照临床试验的报告质量并不理想，多数报告并不能详尽描述临床试验的具体内容。不透明的报告使得读者既不能评判试验结果是否真实可靠，也不能从中提取用于系统评价的信息。报告不充分、设计不合理将产生较大的偏倚，严重损害了 RCT 的质量。

为了提高 RCT 的报告质量，临床试验报告的统一标准（Consolidated Standards of Reporting Trials，CONSORT）声明于 1996 年应运而生。CONSORT 声明专门由 CONSORT Group 制定，该工作组由临床研究专家、方法学家、期刊编辑等多方面专业人士组成。CONSORT 声明促进了对 RCT 的严格评价和解释。目前许多 SCI、核心期刊和主要国际性编辑组织都已认可该声明。

2. 历史沿革 1993 年，由 30 位医学期刊编辑、临床试验学家、流行病学专家和方法学家组成的试验报告标准小组在渥太华召开会议，旨在制定一个评估 RCT 报告质量的新标准。1994 年，另外一个独立的小组，即专门为生物医学文献临床试验报告提供举荐意见的 Asilomar 工作小组，针对临床试验报告，开会讨论了类似问题。Rennie 在随后发表的评论中督促这两个小组一起开会拟定一套统一的建议，最终于 1996 年，CONSORT 声明在 *JAMA* 上首次发表。该声明由 32 条对照检查清单项和流程图组成。

1999 年，CONSORT 小组为了根据需要修订原 CONSORT 的核对表和流程图再次召开会议。依据现有证据，小组对所含的每个项目进行了讨论。2001 年一篇 CONSORT 说明与详述文章与新一版的 CONSORT 声明一起在 *Lancet*、*Ann Intern Med*、*JAMA* 等权威期刊上同步发表。新一版的 CONSORT 声明整合为 22 条对照检查清单项，主要改变：①在修订的核对表中，一个新的栏目"论文部分和主题"融合了原声明中"副标题"栏目的信息。②应一些杂志的要求，"报告了吗"栏目整合为"在某页报告"栏目。③现在的核对表的每个项目被编号，排列和顺序被修改，以便信息流通。④"文题"和"摘要"被组合为第一个项目。⑤修订的核对表的内容与原先类似，但原先结合的现在已分开。例如，先前要求作者描述"主要和次要结局的测量方法和最小重要差别，并指出目标样本量是如何确定的"。在新版中，有关结果（项目 6）和样本量（项目 7）是分开的，以便作者对两者交代得更加清楚，而且有些项目要求附加信息。例如结果部分（项目 6）要求作者报告用以提高测量质量的一切方法，如多重观察。⑥一些原先认为不需要的项目，尽管没有包含在 CONSORT 中，可能是值得要的，应该包含在 RCT 报告中。这类项目包括机构伦理委员会批准、试验的资金来源和试验登记号。同期发表的相关说明和详述文件是对 CONSORT 的详细说明，旨在加强人们对 CONSORT 声明的理解、应用和传播。

2007 年的工作组会议之后，对 CONSORT 声明进行了第 2 次修订，随后发布了第三版 CONSORT 声明，即目前最新的"CONSORT 2010 声明"。这次更新对原版对照检查清单做了文字上的修改，使其更为明晰，并收入了与新近才认识到的主题相关的建议。CONSORT 2010 清单共计 25 条，较前版增加了 3 项新条目，如条目 24 要求作者报告在何处可以获得临床试验设计方案，以预防选择性报告结局产生的偏倚。本版声明还更新了一些原有解释，如补充方法学证据的新近参考文献，选用一些更为合适的实例。同时，报告非劣效性试验、等效试验、析因设计试验、群组试验以及交叉设计试验，报告危害、非药物治疗、草药干预以及摘要的 CONSORT 拓展版也陆续发表。

3. 清单与流程图 CONSORT 声明由对照检查清单（Checklist）和流程图（Flow Diagram）组成，如附表 1、附图 1 所示（摘自 www.consort-statement.org）。

附表 1　CONSORT 2010 对照检查清单（Checklist）

论文章节/主题	条目号	对照检查的条目
文题和摘要		
	1a	文题能识别是随机临床试验
	1b	结构式摘要，包括试验设计、方法、结果、结论几个部分（具体的指导建议参见"CONSORT for abstracts"）
引言		
背景和目的	2a	科学背景和对试验理由的解释
	2b	具体目的和假设
方法		
试验设计	3a	描述试验设计（诸如平行设计、析因设计），包括受试者分配入各组的比例
	3b	试验开始后对试验方法所做的重要改变（如合格受试者的挑选标准），并说明原因
受试者	4a	受试者合格标准
	4b	资料收集的场所和地点
干预措施	5	详细描述各组干预措施的细节以使他人能够重复，包括它们实际上是在何时、如何实施的
结局指标	6a	完整而确切地说明预先设定的主要和次要结局指标，包括它们是在何时、如何测评的
	6b	试验开始后对结局指标是否有任何更改，并说明原因
样本量	7a	如何确定样本量
	7b	必要时，解释中期分析和试验中止原则
随机方法		
序列的产生	8a	产生随机分配序列的方法
	8b	随机方法的类型，任何限定的细节（如怎样分区组和各区组样本多少）
分配隐藏机制	9	用于执行随机分配序列的机制（例如按序编码的封藏法），描述干预措施分配之前为隐藏序列号所采取的步骤
实施	10	谁产生随机分配序列，谁招募受试者，谁给受试者分配干预措施
盲法	11a	如果实施了盲法，分配干预措施之后对谁设盲（例如受试者、医护提供者、结局评估者），以及盲法是如何实施的
	11b	如有必要，描述干预措施的相似之处
统计学方法	12a	用于比较各组主要和次要结局指标的统计学方法
	12b	附加分析的方法，诸如亚组分析和校正分析
结果		
受试者流程（极力推荐使用流程图）	13a	随机分配到各组的受试者例数，接受已分配治疗的例数，以及纳入主要结局分析的例数
	13b	随机分组后，各组脱落和被剔除的例数，并说明原因
招募受试者	14a	招募期和随访时间的长短，并说明具体日期
	14b	为什么试验中断或停止
基线资料	15	用一张表格列出每一组受试者的基线数据，包括人口学资料和临床特征

续表

论文章节/主题	条目号	对照检查的条目
纳入分析例数	16	各组纳入每一种分析的受试者数目（分母），以及是否按最初的分组分析
结局和估计值	17a	各组每一项主要和次要结局指标的结果，效应估计值及其精确性（如95%可信区间）
	17b	对于二分类结局，建议同时提供相对效应值和绝对效应值
辅助分析	18	所做的其他分析的结果，包括亚组分析和校正分析，指出哪些是预先设定的分析，哪些是新尝试的分析
危害	19	各组出现的所有严重危害或意外效果（具体的指导建议参见"CONSORT for harms"）
讨论		
局限性	20	试验的局限性，报告潜在偏倚和不精确的原因，以及出现多种分析结果的原因（如果有这种情况的话）
可推广性	21	试验结果被推广的可能性（外部可靠性，实用性）
解释	22	与结果相对应的解释，权衡试验结果的利弊，并且考虑其他相关证据
其他信息		
试验注册	23	临床试验注册号和注册机构名称
试验方案	24	如果有的话，在哪里可以获取完整的试验方案
资助	25	资助和其他支持（如提供药品）的来源，提供资助者所起的作用

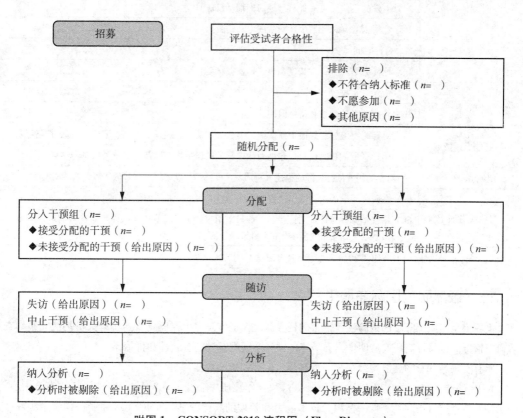

附图1　CONSORT 2010 流程图（Flow Diagram）

CONSORT 2010 对照检查清单包含题目与摘要 1 条，引言 1 条，方法部分 10 条，结果部分 7 条，讨论部分 3 条，其他信息 3 条，共计 25 条。方法部分和结果部分是 CONGSORT 的重中之重。

（二）STRICTA 声明

1. 概述 《针刺临床试验干预措施报告规范》（STandards for Reporting Interventions in Clinical Trials of Acupuncture，STRICTA）作为 CONSORT 的正式拓展版，包含 6 项条目及 17 条二级条目。修订的 STRICTA 对照检查清单有望与 CONSORT 声明一起共同提高针刺临床试验的报告质量。

2. 清单 见附表 2。

附表 2　针刺临床试验干预措施报告规范（STRICTA）修订版条目

条目	细节
1. 针刺治疗的合理性	1a）针刺治疗的类型（如中医针刺、日本汉方医学针刺、韩医针刺、西方针刺、五行针、耳针等）
	1b）所提供的针刺治疗的理由、依据的历史背景、文献来源和（或）形成共识的方法，在适当的地方引用文献
	1c）说明对何种治疗做了变动
2. 针刺的细节	2a）每一受试对象每个治疗单元用针的数目（如可能，用均数和范围表示）
	2b）使用的穴位名称（单侧/双侧）（如无标准名称则说明位置）
	2c）进针的深度，采用指定的计量单位或特定的组织层面描述
	2d）引发的机体反应（如得气或肌肉抽动反应）
	2e）针刺刺激方式（如手针刺激或电针刺激）
	2f）留针时间
	2g）针具类型（直径、长度和生产厂家或材质）
3. 治疗方案	3a）治疗单元数
	3b）治疗单元的频数和持续时间
4. 其他干预措施	4a）对针刺组施加的其他干预措施的细节（如艾灸、拔罐、中药、锻炼、生活方式建议）
	4b）治疗场所和相关信息，包括对治疗师的操作指导，以及给患者的信息和解释
5. 治疗师的背景	5）对参与研究的针灸师的描述（资质或从业部门，从事针刺实践的年数，其他相关经历）
6. 对照或对照干预	6a）在研究问题的阐述中引援资料说明选择对照或对照措施的合理性
	6b）精确地描述对照或对照措施。如果采用假针刺或其他任何一种类似针刺的对照措施，则提供条目 1 到条目 3 所要求的详细信息

注：本清单用以替代 CONSORT 2010 的条目 5 用于报告针刺临床试验。

三、临床研究国际注册平台

世界卫生组织国际临床试验注册平台的任务就是保证涉及卫生保健决策的所有人员均能完整地查看研究情况。这将提高研究透明度，并最终加强科学证据基础的有效性和价值。

所有干预性试验的注册均被视为一种科学、伦理和道德责任。

WHO 注册网络主要由 WHO 一级注册机构和合作注册中心构成。WHO 一级注册机构符合内容、质量和有效性、可访问性、唯一标识、技术能力和管理的具体标准。WHO 一级注册机构满足国际医学期刊编辑委员会（International Committee Medical Journal Editors，ICMJE）的要求。目前满足这些标准的注册中心见附表 3.

附表 3　WHO 一级注册机构

注册中心	网址
Australian New Zealand Clinical Trials Registry（ANZCTR）	http：//www. anzctr. org. au
Brazilian Clinical Trials Registry（ReBec）	http：//www. ensaiosclinicos. gov. br
Chinese Clinical Trial Registry（ChiCTR）	http：//www. chictr. org. cn
Clinical Research Information Service（CRiS），Republic of Korea	https：//cris. nih. go. kr/cris/en/use_ guide/cris_ introduce. jsp
Clinical Trials Registry–India（CTRI）	http：//ctri. nic. in
Cuban Public Registry of Clinical Trials（RPCEC）	http：//registroclinico. sld. cu/en/home
EU Clinical Trials Register（EU–CTR）	https：//www. clinicaltrialsregister. eu/
German Clinical Trials Register（DRKS）	http：//www. germanctr. de
Iranian Registry of Clinical Trials（IRCT）	http：//www. irct. ir
ISRCTN	http：//isrctn. com
Japan Primary Registries Network（JPRN）	http：//rctportal. niph. go. jp/link. html

　　合作注册中心符合与 WHO 一级注册机构同样的标准（即内容、质量和有效性等），但以下可以例外：具有一个国家或地区提交处，或具有政府的支持；由一个非营利机构管理；向所有前瞻性注册人开放。自 2008 年 10 月 1 日起，所有的合作注册中心也必须附属于一个 WHO 一级注册机构或 ICMJE 批准的注册中心。WHO 一级注册机构有责任保证其合作注册中心符合 WHO 注册标准。目前的合作注册中心见附表 4。

附表 4　WHO 合作注册中心

注册中心	上级机构	网址
Centre for Clinical Trials，Clinical Trials Registry–Chinese-University of Hong Kong	ChiCTR	http：//www2. ccrb. cuhk. edu. hk/web/
The Acupuncture–Moxibustion Clinical Trial Registry（AMC-TR）Beijing	ChiCTR	http：//www. acmctr. org/index. aspx

四、动物实验报告规范

　　在医学研究领域，人们常用动物实验来阐明疾病的生理、病理以及检验新的治疗措施的效果。动物实验主要目的之一在于对新疗法运用于临床病人前的安全性和有效性评估。然而，从动物实验的结果有效转换到临床试验的效率却很低。动物实验研究的实施、报告、评估不充分是其阳性结果运用于临床试验有效性得不到复制的主要原因。正如临床试验研究一样，完整的报告有利于动物实验结果的应用。继 CONSORT 声明广泛应用后，2010 年专家小组通过会议讨论达成共识，同意以 CONSORT 为基础的关于动物实验的报告规范《ARRIVE 声明》——*Animals in Research：Report In Vivo Experiment* 的进一步推广与实施。《ARRIVE 声明》由 20 个条目组成（附表 5），包括所有动物实验发表的重要信息，适用于任何使用实验动物的生物科学研究领域。其内在原则不仅适用于报告比较性的实验，也适用于其他研究设计。

附表 5　《ARRIVE 声明》

文章结构	条目	描述信息
标题	1	尽可能对文章内容提供一个精确和简明的描述
摘要	2	提供一个准确的摘要，包括研究背景、目的，所用动物的种系、关键方法、主要结果和结论
前言		
背景	3	a. 包括充分的科学背景（包括既往研究的相关参考文献），以明确研究动机和背景，并解释实验方案和依据 b. 解释所用动物种类及模型如何和为什么可以被用来达成研究目的。如有可能，解释该研究与人体生物学的相关性
目的	4	清楚地描述研究的主要和次要目的，或者将被验证的具体研究假设
方法		
伦理声明	5	伦理评估许可的性质、相关执照［如动物（科学程序）法案 1986］，与研究相关的国家或机构的动物护理和使用指南
研究设计	6	对于每个实验，给出简明扼要的研究设计细节： a. 实验组和对照组的数量 b. 旨在减少主观性偏倚影响而采取的任何步骤：实验动物分组（如随机化分组程序），评估结果（如已施盲请描述被施盲对象和时机） c. 实验单位（如以单个动物、群组或以一笼动物为单位）可用时线图或流程图来解释复杂的研究设计是如何实施的
实验步骤	7	对于每个实验和每个实验组（包括对照组），应提供所有已实施步骤准确的详细资料。如： a. 何法（药物配方和剂量，给药部位和途径，麻醉镇痛药物的应用和监测，手术步骤，动物安乐死的方法），提供所使用的任何专业设备的详细信息，包括供应商 b. 何时（如时间点） c. 何处（饲养笼、实验室和水迷宫） d. 何因（如特定麻醉药、给药途径和药物剂量的选择缘由）
实验动物	8	a. 提供研究动物的详细资料，包括种类、品系、雌雄、发育阶段（例如年龄均值或中位数及其范围）和体重（均值或中位数及其范围） b. 提供进一步的相关信息，如动物来源、国际命名、遗传修饰状态（如基因敲除或转基因）、基因型、健康/免疫状况、未使用过药物或未曾用于实验、先前的实验使用等
饲养场所和饲养	9	a. 饲养场所（如设施类型、无特定病原、笼舍类型、垫料、同笼动物数量、饲养鱼类水箱的形状和材料等） b. 饲养条件（如繁殖计划、光/暗周期、温度、鱼类的水质、饲料的种类、获取水和饲料的途径和环境的丰富度等） c. 实验前、中和后期动物福利有关的评估和干预
样本量	10	a. 特别说明实验中使用的动物总数和每个实验组中分配的动物数 b. 解释动物实验所需样本量是如何确定的，并提供样本量计算的详细信息 c. 如适用，标明每个实验的独立重复的数量
动物实验分组	11	a. 详细描述动物如何分配到各实验组的信息，包括随机化分组或配对分组 b. 描述对各实验组实验动物进行处理和评估的顺序

续表

文章结构	条目	描述信息
实验结果	12	明确界定所评估的主要和次要实验测量指标的结果（如细胞死亡、分子标记和行为改变）
统计方法	13	a. 提供每种分析所使用统计方法的详细信息 b. 特别说明每个数据集的分析单位（如单个动物、一组动物和单神经元） c. 描述如何评估数据是否满足统计学方法的假设
结果		
基线数据	14	对于每个实验组，报告处理或测试前动物的相关特征和健康状况（如体重、微生物状况和未使用过药物或未曾用于实验）（这些信息常可用表格形式表示）
数字分析	15	a. 报告每一项分析中所包括的每组动物的数量，报告绝对数（如 10/20，而不是 50%） b. 对于分析中未纳入的任何动物或数据，需说明原因
结果和评估	16	报告每一项分析的结果及精确度（如标准误或置信区间）
不良反应	17	a. 给出每个实验组所有重要不良反应详细的信息 b. 描述为减少不良反应而对实验操作规程所做出的修改
讨论		
诠释/科学内涵	18	a. 解释结果时需考虑研究目的、假设、当前的理论和文献中的其他相关的研究 b. 评价研究的局限性，包括可造成偏倚的任何潜在来源，动物模型的局限性以及与结果相关的不精确性 c. 论述该研究方法或研究发现对于科研中遵循替代、优化或减少动物使用原则（3R 原则）的意义
概括/转化	19	评论是否、如何使本研究成果转化到其他物种或系统，包括与人体生物学的相关性
基金支持	20	列出涉及本研究的所有资金来源（包括基金号）和研究资助者的作用

五、常用实验动物腧穴定位

常用实验动物腧穴定位见附表 6~附表 9。

附表 6　小鼠常用腧穴

编号	穴名	取穴
1	水沟	上鼻尖下正中处
2	承浆	下唇正中毛际下 0.1cm
3	内关	前肢内侧，腕关节上方 0.3cm 处的桡、尺骨间
4	合谷	前肢第 1、2 掌骨之间
5	前三里	前臂背外侧上 1/4 分点处的肌沟中
6	膻中	胸骨正中线上，第 4、5 肋间
7	中脘	脐前方，脐与剑突连线的中点处
8	神阙	脐正中
9	后三里	膝关节下方，腓骨小头下 0.3cm 处的肌沟中

编号	穴名	取穴
10	关元	脐后方 1cm 处
11	长强	尾根与肛门之间的凹陷中
12	环跳	后肢髋关节上缘 0.3cm 处
13	肾俞	第 2 腰椎后两旁凹陷中
14	命门	背中线上，第 2、3 腰椎棘间
15	胃俞	第 12 胸椎后两旁的肋间中
16	大椎	第 7 颈椎与第 1 胸椎棘突间的凹陷中
17	耳尖	耳尖背侧
18	三阴交	后肢内踝尖上 0.5cm 处
19	涌泉	后肢掌心前正中

附表 7　大鼠常用取穴

编号	穴名	取穴
1	水沟 （山根、人中）	鼻尖下 1mm，鼻唇沟正中处
2	百会	顶骨正中
3	天门（风府）	枕骨顶嵴后枕寰关节背凹陷处
4	耳尖	耳尖后缘
5	大椎	第 7 颈椎与第 1 胸椎间，背部正中
6	肺俞	第 3 胸椎下两旁肋间
7	心俞	第 5 胸椎下两旁肋间
8	膈俞	第 7 胸椎下两旁肋间
9	脊中	第 11、12 胸椎棘突间
10	脾俞	第 12 胸椎下两旁肋间
11	肾俞	第 2 腰椎下两旁
12	后会（百会、阳会、十七椎下）	第 6 腰椎横突的前内侧
13	环跳	后肢髋关节后上缘
14	后海（长强）	尾根与肛门之间的凹陷处
15	阳陵泉	距后三里上外侧 5mm
16	后三里	膝关节后外侧，在腓骨小头下约 5mm 处
17	照海	后肢内踝下 1mm
18	三阴交	后肢内踝尖直上 10mm
19	跟端（昆仑）	后肢外踝与跟腱之间的凹陷中
20	申脉	后肢外踝正下方凹陷中
21	太冲	后肢足背第 1、2 跖骨间凹陷处
22	趾间（八风）	后肢第 1~4 跖趾关节后缘，左右各 3 穴

编号	穴名	取穴
23	涌泉	后肢掌心前正中
24	关元	脐下约 25mm 处
25	膝前	后肢膝盖前方
26	尾尖	尾部尖端
27	神阙	脐中央
28	中脘	脐上约 20mm
29	前三里（手三里）	在曲池穴下 10mm 左右肌肉形成的皱褶处
30	外关	腕关节 3mm，尺、桡骨之间
31	合谷	前肢第 1、2 掌骨之间
32	曲池	桡骨近端的关节外侧前方的凹陷中
33	肘节	肘突与臂骨外上髁间的凹陷中
34	膻中	两乳之间，前正中线上，平第 4、5 肋间
35	承浆	下唇毛际下 1mm
36	内关	前肢内侧，距离腕关节约 3mm 左右的尺桡骨缝之间

附表 8 豚鼠的常用取穴

编号	穴名	取穴
1	水沟	上唇、鼻唇沟中点处
2	迎香	鼻孔两侧的后上端，左右侧
3	神庭	前正中线上，在额顶骨缝交界线前上方处
4	太阳	外眼角后上方颞窝，左右侧
5	百会	顶骨正中
6	天门	头顶部枕骨后缘正中
7	耳尖	耳尖后缘左右侧
8	大椎	第 7 颈椎与第 1 胸椎间，背部正中
9	身柱	第 3、4 胸椎棘突间
10	肺俞	第 3 胸椎下旁开 7mm 肋间，左右侧
11	心俞	第 5 胸椎下旁开 7mm 肋间，左右侧
12	膈俞	第 7 胸椎下旁开 7mm 肋间，左右侧
13	肝俞	第 9 胸椎下旁开 7mm 肋间，左右侧
14	脊中	第 11、12 胸椎棘突间
15	脾俞	第 11 胸椎下旁开 7mm 肋间，左右侧
16	肾俞	第 2 腰椎下旁开 7mm 肋间，左右侧
17	大肠俞	第 4 腰椎下旁开 7mm，左右侧
18	带脉	在 12 肋缘前下方与脐相平，背腹正中线处
19	小肠俞	第 6 腰椎下旁开 7mm，左右侧

编号	穴名	取穴
20	后会	第6腰椎与第1荐椎棘突之间旁开7mm
21	环跳	后肢髋关节后上缘，左右侧
22	尾根	背中线上第4荐椎棘突与第1尾椎棘突间
23	后海	尾根与肛门间的凹陷处
24	膝前	后肢膝盖前方，左右侧
25	阳陵泉	距后三里上外侧4mm，左右侧
26	后三里	膝关节后外侧，在腓骨小头下约3mm处取穴，左右侧
27	跟端	后肢外踝与跟腱之间的凹陷中，左右侧
28	悬钟	外踝高点上9mm，左右侧
29	太冲	后肢足背第1、2跖骨之间凹陷处，左右侧
30	涌泉	后肢掌心前正中处，左右侧
31	趾间	后肢第1~3跖趾关节后缘，左右侧
32	照海	后肢内踝尖下3mm，左右侧
33	三阴交	后肢内踝直上10mm，左右侧
34	关元	脐下约20mm
35	天枢	脐中旁开5mm，左右侧
36	神阙	脐中央处
37	梁门	脐上30mm，旁开15mm，左右侧
38	中脘	脐上约20mm
39	期门	第6肋间间隙
40	肘节	在肘窝处，左右侧
41	膻中	两乳之间，前正中线上，平第4、5肋间，胸骨正中
42	曲池	肘关节前外侧凹陷中，左右侧
43	尺泽	肘弯横纹偏外的凹陷中，左右侧
44	前三里	桡骨前缘，曲池下约5mm，左右侧
45	内关	前肢内侧，离腕关节约7mm的桡尺骨缝间，左右侧
46	外关	前肢背侧，离腕关节约7mm的桡尺骨缝间，左右侧
47	神门	前肢内侧腕部横纹尺骨边缘处，左右侧
48	合谷	前肢第1、2掌骨之间，左右侧
49	后溪	第4掌骨小头后方掌横纹头，左右侧
50	指间	前肢第1~4掌指关节后缘，左右侧
51	承浆	下唇毛际下1.5mm

附表 9　家兔常用取穴

经络	编号	穴名	取穴
肺经	59	尺泽	肘关节内侧前部凹陷中
	45	少商	第 1 指桡侧，爪根角旁开 0.1cm 处
大肠经	46	商阳	第 2 指桡侧，爪根角旁开 0.1cm 处
	50	合谷	掌背侧第 1、第 2 掌骨间，约当第 2 掌骨中点桡侧
	54	前三里（手三里）	桡骨前缘曲池穴下 1.5cm，当前臂上 1/6 折点处桡骨前缘
	56	曲池	肘关节外侧前部凹陷
	60	臂臑	肩关节外侧稍下方即三角肌隆起下方凹陷中
	3	迎香	鼻孔外侧上端，有毛与无毛交界处
胃经	4	承泣	眼眶下缘中点处
	35	天枢	脐旁开 3cm 处
	65	后三里（足三里）	小腿背外侧上 1/5 折点处，约当腓骨头下 1.2cm，胫骨嵴后 1cm
	66	上巨虚	小腿背外侧上 2/5 折点处，约当后三里穴下 1.5cm
	67	丰隆	小腿中点处腓骨后缘
	74	追风（解溪）	踝关节背侧中部两筋之间
	78	厉兑	第 2 趾腓侧，爪根角旁开 0.1cm
脾经	73	商丘	内踝高点前下方凹陷中，当内踝与中央跗骨结节之间
	69	三阴交	内踝高点上约 3cm，约当小腿下 1/5 折点处胫骨后缘
	36	大包	第 7 肋间中点处
心经	55	少海	肘关节内侧，臂骨内上髁前方凹陷中
	42	神门	腕部掌外侧凹陷中，当尺骨远端与尺腕骨之间
	43	少冲	小指桡侧，爪根脚旁开 0.1cm
小肠经	48	少泽	小指尺侧，爪根角旁开 0.1cm 处
	51	阳谷	桡腕关节背外侧，尺骨远端与尺腕骨之间凹陷中
	17	天宗	肩胛冈中点后方冈下窝中
	9	听宫	耳根部，耳屏切迹正下方开口呈凹处
膀胱经	5	睛灵（睛明）	内眼角，上、下眼睑交界处
	15	肺俞	第 3 胸椎下旁开 1.5cm 处
	18	心俞	第 5、6 胸椎棘突间旁开 1.5cm 处
	21	肝俞	第 9、10 胸椎棘突间旁开 1.5cm 处
	22	脾俞	第 11、12 胸椎棘突间旁开 1.5cm 处
	23	三焦俞	第 1、2 腰椎棘突间旁开 1.5cm 处
	25	肾俞	第 2、3 腰椎棘突间旁开 1.5cm 处
	63	委中	膝关节正后方凹陷中
	71	昆仑	踝关节外侧后方，外踝高点与跟结节之间凹陷中
	76	至阴	第 5 趾腓侧，爪根角旁开 0.1cm 处

经络	编号	穴名	取穴
肾经	79	涌泉	第2、第3跖骨间跖侧，跖骨前1/3折点处
	72	太溪	内踝与跟结节之间凹陷中
	70	复溜	小腿下部内侧，小腿下1/8折点处跟腱前缘
心包经	57	曲泽	肘关节内侧近前部凹陷中
	41	内关	前臂下1/6折点处内侧，桡、尺骨间隙中
	44	中冲	第3指掌侧顶端正中，距爪根角0.1cm
三焦经	47	关冲	第4指尺侧，爪根角旁开0.1cm处
	52	外关	前臂下1/6折点处外侧，桡、尺骨缝中
	53	四渎	前臂上1/3折点处外侧，桡、尺骨缝中
	61	抢风（臑会）	肩关节后下方，臂骨三角肌隆起后上方凹陷中
	6	丝竹空	眶上突外端处
胆经	7	瞳子谬	眼外角旁开0.5cm处
	12	风池	寰椎翼前缘直上方凹陷中
	29	环跳	股骨大转子与最后荐椎棘突连线后1/3折点处
	64	阳陵泉	腓骨头下方凹陷中
	68	阳辅	小腿下1/4折点处腓骨头与外踝连线上
	77	足窍阴	第4趾腓侧，爪根角旁开0.1cm处
肝经	80	太冲	第2趾胫侧，跖骨头后方凹陷中
	62	曲泉	股骨内踝后缘凹陷中
	37	期门	第6肋间肋骨与肋软骨交界处
任脉	33	会阴	肛门与阴茎根部（♂）或阴唇上联合（♀）之间
	34	中脘	腹中线上，脐与剑状软骨连线中点处
	39	膻中	胸正中线上，平第4肋间隙处约当胸骨后1/3折点处
	40	承浆	下唇正中有毛无毛交界处
督脉	32	后海（长强）	尾根与肛门之间的凹陷中
	30	尾根（腰俞）	背中线上，第4荐椎与第1尾椎棘突间
	26	阳关（腰阳关）	背中线上，第4、5腰椎棘突间
	24	命门	背中线上，第2、3腰椎棘突间
	20	筋缩	背中线上，第9、10胸惟棘突间
	19	至阳	背中线上，第7、8胸椎棘突间
	16	身柱	背中线上，第3、4胸椎棘突间
	14	陶道	背中线上，第1、2胸椎棘突间
	13	大椎	背中线上，第7颈椎与第1胸椎棘突间
	11	天门（风府）	枕骨顶嵴后方，枕寰关节背侧凹陷中
	2	山根（水沟）	鼻下唇裂上端正中处

经络	编号	穴名	取穴
经外奇穴	8	太阳	外眼角后上方颞窝中
	10	耳尖	耳尖背侧血管上
	1	顺气	上腭褶前方，门齿后缘2mm处两侧鼻腭管开口处
	27	百会（十七椎）	第7腰椎与第1荐椎棘突间
	31	尾尖（回气）	尾末端
	28	催情	髋结节内侧前缘与第6腰椎横突后缘间
	38	乳基（乳根）	每个乳头外侧缘
	58	肘俞	肘窝中关节外侧鹰嘴前方凹陷中
	49	指间（八邪）	第1~5指间缝纹端
	75	趾间（八风）	第2~5趾间缝纹端

六、针灸相关研究国际杂志介绍

针灸的国际化和现代化，是以针灸相关文章发表于国际权威杂志为基础的。只要创新性强，方案设计严谨，随机对照严格，研究方法先进，结果真实可信，英文写作规范，针灸文章就有希望发表在国际权威杂志上。下面介绍发表针灸相关文章的主要国际权威杂志。

（一）针灸专业杂志

1.《医学针灸杂志》（*Acupuncture in Medicine*，*Acupunct Med*）

（1）杂志简介　*Acupunct Med*（ISSN：0964-5284）创刊于1983年，由英国医疗针灸学会主办，是《英国医学杂志》（*British Medical Journal*，*BMJ*）出版的双月刊杂志。该刊物是针对西方训练有素的医生和其他卫生专业人士的双月刊科学和临床杂志，其宗旨是采用神经生理学和解剖学的理论来解释针灸效应。2016年影响因子为1.179。2016年中国人发表的文章占该期刊总数量的20%左右，投稿命中率约为73.33%，一审周期平均为5.6个月（梅斯医学）

（2）主页　http：//aim.bmj.com/

（3）投稿链接　https：//mc.manuscriptcentral.com/aim

（4）征稿范围　偏重于发表用西方现代科学理论研究针灸机制的文章，接受基于循证医学理论的有关传统针灸疗效的临床报告

（5）作者须知　http：//aim.bmj.com/pages/authors/

2.《针灸与电针研究》（*Acupuncture & Electro-therapeutics Research*，*Acupuncture Electro*）

（1）杂志简介　*Acupuncture Electro*（ISSN：0360-1293）创刊于1975年，其宗旨是为针灸、电疗和相关领域的基础和临床研究提供一个交流思想和促进发展的国际论坛。该杂志是为了通过基于科学学科的多学科研究，使针灸和电疗成为普遍可接受的医学分支，最终目标是更好地了解这些治疗的有利和不利影响，以补充或改进现有的东西方医学诊断、预后、治疗和预防疾病的方法。2016年影响因子（IF）为0.87。2016年中国人发表的文章占该期刊总数量的18%左右，投稿命中率高，一审周期在3个月以上（梅斯医学）

（2）主页　https：//www.cognizantcommunication.com/journal-titles/acupuncture-a-electro-therapeutics-research

(3) 投稿链接　无，通过电子邮件至 acupsubmit@yahoo.com 发送稿件的电子版本

(4) 征稿范围　包括原始的基础或临床研究论文，安全有效的治疗方法的综述，针灸和电疗的应用价值、局限性、理论或机理，电针镇痛或任何应用各类电场或电磁场的治疗方法，以及电和非电的诊断方法

(5) 作者须知　在主页点 Submitting Articles 可见作者须知

（二）其他补充替代医学杂志

1.《循证补充和替代医学杂志》（*Evidence-based complementary and alternative medicine*，*eCAM*）

(1) 杂志简介　eCAM（ISSN：1741-427X），创刊于 2004 年，其宗旨是在古老的补充和替代医学领域进行严谨的研究。2016 年中国人发表的文章占该期刊总数量的 30%左右，投稿命中率约 54%，一审周期平均为 2.91 个月（梅斯医学）

(2) 主页　https：//www.hindawi.com/journals/ecam/

(3) 投稿链接　https：//mts.hindawi.com/login/

(4) 征稿范围　偏重于包括针灸在内的补充和替代医学领域的基础和临床研究

(5) 作者须知　https：//www.hindawi.com/journals/ecam/guidelines/

2.《BMC 补充和替代医学杂志》（*BMC Complementary And Alternative Medicine*，*BCAM*）

(1) 杂志简介　BCAM（ISSN：1472-6882）创刊于 2001 年，其宗旨是探索各种补充和替代疗法的生物学行为机制及其功效、安全性、成本、使用模式和/或实施方法。2016 年中国人发表的文章占该期刊总数量的 20%左右，投稿命中率约 64%，一审周期平均为 6.2 个月（梅斯医学）

(2) 主页　https：//bmccomplementalternmed.biomedcentral.com/

(3) 投稿链接　https：//www.editorialmanager.com/bcam/default.aspx

(4) 征稿范围　偏重发表补充和替代医疗的研究性文章

(5) 作者须知　https：//bmccomplementalternmed.biomedcentral.com/submission-guidelines

3.《医学补充疗法》（*Complementary Therapies in Medicine*，*Complement Ther Med*）

(1) 杂志简介　Complement Ther Med（ISSN：0965-2299）创刊于 1993 年，其宗旨是为卫生保健从业者，包括全科医生、护士、理疗师和补充治疗专家搭建学术交流的平台，为传统或补充医学的从业者提供疗效评估和机理研究的客观而重要的信息。2016 年中国人发表的文章占该期刊总数量的 15%左右，投稿命中率约 37.5%，一审周期平均为 7 个月（梅斯医学）

(2) 主页　https：//www.journals.elsevier.com/complementary-therapies-in-medicine/

(3) 投稿链接　https：//ees.elsevier.com/ctim/default.asp? pg=login.asp

(4) 征稿范围　偏重于补充和替代医学疗法的研究性论文，包括原创性研究、综述和观点文章

(5) 作者须知　https：//www.elsevier.com/journals/complementary-therapies-in-medicine/0965-2299/guide-for-authors

4. 备选补充和替代医学相关杂志　例如 *Journal of alternative and complementary medicine*（IF 1.622）、*Complementary Therapies in Clinical Practice*（IF：1.436）、*Complementary Medicine Research*（IF：0.865）等，也可选择，具体见附表 10

附表 10　针灸专业及其他常见补充替代医学期刊

杂志名称	IF	命中率（%）	平均一审周期（周）
Acupunct Med	1.18	73.33	22
Acupuncture Electro	0.87	较高	>12
Evid Based Complement Alternat Med	1.74	54	12
BMC ComplementAltern Med	2.29	37.5	28
JAltern Complement Med	1.62	50	12

（三）疾病专业杂志

除了选择以针灸或者补充替代医学为主题的中医类杂志外，发表针灸相关文章还可以根据所研究的疾病主题，选择相应的专业杂志。

1. 针灸治疗疼痛性疾病研究　可以选择以下疼痛研究领域相关杂志，如 *Pain*、*Journal of pain*、*European Journal of pain*、*Molecular pain* 等，均发表过中国学者的针刺镇痛文章。

2. 针灸治疗神经系统疾病研究　可以选择以下神经科学领域相关杂志，如 *Journal of Neuroscience*、*Stroke*、*Brain research*、*Neuroscience*、*Neuroscience letter*、*Journal of Neurochemistry*、*Neuropharmacology* 等。

3. 针灸治疗关节炎和神经免疫性疾病研究　可以选择以下杂志，如 *Journal of Neuroinflammation*、*Journal of neuroimmunology*、*Arthritis & Rheumatology*、*Brain*、*Behavior and Immunity* 等。

（四）综合性杂志

1. 发表针灸临床试验研究的国际权威综合性杂志

（1）《美国医学会杂志》（*Journal of the American medical association*，*JAMA*）　2017 年 6 月 27 日，国际顶级医学期刊《美国医学会杂志》全文在线发表了由中国中医科学院首席研究员刘保延和中国中医科学院广安门医院刘志顺主任牵头完成的《电针对女性压力性尿失禁漏尿量疗效的随机临床试验》研究报告。该文章通过 500 余例随机临床试验研究，证实了电针腰骶部两个腧穴就能有效控制女性压力性尿失禁，为广大患者提供了一种安全有效的治疗方法，充分彰显了中医针灸的巨大潜力和价值。该项研究不仅为中医针灸治疗女性压力性尿失禁的有效性提供了科学依据，或将对压力性尿失禁治疗指南产生影响，也标志着我国针灸临床研究质量和水平获得了国际认可。以黑龙江中医药大学为主导的一项研究证明，针灸助孕对于患多囊卵巢综合征的女性无效，该研究成果也于同一天发表在 *JAMA* 上。

以上研究均运用了合理的临床设计，并按照国际规范随机对照试验报告标准（CONSORT）和针灸临床试验干预措施报告标准（STRICTA）推荐的要求报道试验。此外，压力性尿失禁的文章还获得了国际针灸研究团队的指导。

①杂志简介：*JAMA*（ISSN：0098-7484）创刊于 1883 年，其宗旨是促进医学科学和公共卫生的发展。*JAMA* 是国际著名的"四大顶级医学期刊"，自创刊以来发表过近百篇针灸文章，第 1 篇针灸文章发表于 1962 年。2016 年中国人发表的文章约占该期刊总数量的 4%，投稿命中率约为 14%，一审周期平均为 2 个月（梅斯医学）

②主页：http：//jamanetwork.com/

③投稿链接：https：//manuscripts.jama.com/cgi-bin/main.plex

④征稿范围：主要是大规模临床试验的文章，强调多中心、创新药物或疗法、随机对照双盲设计

⑤作者须知：https：//manuscripts. jama. com/cgi-bin/main. plex？form_ type = display_ auth_ instructions

（2）《美国内科医学年鉴》（*Annals of internal medicine*，*Ann Intern Med*）　在美国业界具有很高的影响力，2016 年 9 月 13 日在线发表了一篇中国学者采用针灸治疗慢性严重功能性便秘的临床试验报告，表明针灸治疗慢性便秘有效。

该项研究是由中国中医科学院刘保延研究员主持的国家"十二五"科技支撑计划项目，包括 15 家医院，20 多位作者，共纳入千余患者。这是中国内陆学者首次在此类高信誉国际学刊上发表针灸试验报告，意义重大。该项试验的特点是采用大样本多中心、随机单盲对照的研究方法。结果表明，接受真实针灸治疗的患者比接受假针灸治疗患者的排便次数增加一倍多，多数患者的排便次数达到正常值，并且无明显副作用，统计结果有显著性差异。

①杂志简介：*Ann Intern Med*（ISSN：0003-4819）创刊于 1927 年，是内科学研究的顶尖杂志，其宗旨是通过发表实验和临床研究，促进内科临床实践的发展。自创刊以来发表过几十篇针灸文章，第 1 篇针灸文章发表于 1973 年。2016 年中国人发表的文章约占该期刊总数量的 3%，投稿命中率约为 15%，一审周期平均为 2 个月（梅斯医学）

②主页：http：//annals. org/aim

③投稿链接：https：//www. acponline. org/authors/login. do

④征稿范围：偏重多中心大样本的临床试验研究

⑤作者须知：http：//annals. org/site/misc/ifora. xhtml

（3）《美国医学会内科医学杂志》（*JAMA internal medicine*，*JAMA Inter Med*）　2017 年 4 月 1 日，中国四川成都中医药大学梁繁荣教授在 JAMA Internal Medicine 杂志上发表文章，发现针灸可能有助于预防偏头痛。该研究分为真实针灸组、假针灸治疗组以及等待治疗对照组。经过 16 周的观察，发现与假针灸组和等待对照组相比，真实针灸治疗无先兆偏头痛头痛的发作频率和平均偏头痛天数均显著减少，从而有效预防偏头痛。

①杂志简介：*JAMA Inter Med*（ISSN：2168-6106）创刊于 1908 年，其宗旨是通过发表实验和临床研究，促进内科临床实践的发展。自创刊以来发表过 6 篇针灸文章，第 1 篇针灸文章发表于 2013 年。2016 年中国人发表的文章约占该期刊总数量的 8%，投稿命中率约为 25%，一审周期平均为 2 个月（梅斯医学）

②主页：http：//jamanetwork. com/journals/jamainternalmedicine

③投稿链接：https：//manuscripts. jamainternalmed. com/cgi-bin/main. plex

④征稿范围：偏重多中心大样本的内科临床试验研究

⑤作者须知：https：//manuscripts. jamainternalmed. com/cgi-bin/main. plex？form_ type = display_ auth_ instructions

2. 发表针灸动物实验研究的国际权威综合性杂志

（1）*Nature Medicine*　美国罗格斯州立大学 Ulloa L 教授的电针抗炎机制文章于 2013 年发表在 Nature Medicine 上，极大鼓舞了中国从事针灸基础研究的科学家。研究表明，对坐骨神经及迷走神经进行电针刺激，可以激活肾上腺髓质中的芳香族氨基酸脱羧酶，从而促进多巴胺的产生，而多巴胺可经由多巴胺 1 型（D1）受体抑制促炎细胞因子的合成，从而缓解全身炎症。

①杂志简介：*Nature Medicine*（ISSN：1078-8956）创刊于 1995 年，其宗旨是发表生物医学科学领域的原创性研究。自创刊以来发表过 2 篇针灸文章，其中第 1 篇发表于 1997 年。2016 年中国人发表的文章约占该期刊总数量的 16%，投稿命中率约为 9%，一审周期平均为 2.6 个月（梅斯医学）

②主页：http：//www. nature. com/nm/index. html

③投稿链接：http：//mts-nmed. nature. com/cgi-bin/main. ple

④征稿范围：偏重发表提出医学新概念，或者阐明疾病发病机理和治疗的分子基础的原创工作

⑤作者须知：http：//mts-nmed. nature. com/cgi-bin/main. plex? form_type=display_auth_instruc-tions

（2）*Nature Neuroscience*　2010 年，美国罗彻斯特大学 Nedergaard M 教授关于针灸镇痛的文章发表在 *Nature Neuroscience* 上，这也是该杂志发表的唯一一篇针灸文章，给针灸镇痛研究注入了新的活力。研究表明，针灸可以诱导镇痛性神经调节剂——腺苷的分泌，其发挥镇痛效果的前提是腺苷与腺苷A1 受体结合。用腺苷 A1 受体拮抗剂注射小鼠，可以模拟针灸的镇痛作用。用腺苷降解酶抑制剂注射小鼠，可以提高腺苷的含量，同时增强镇痛效果。这个实验说明腺苷可能是针灸镇痛作用的分子基础，腺苷分解越慢，镇痛持续的时间就越长。

①杂志简介：*Nature Neuroscience*（ISSN：1097-6256）创刊于 1998 年，其宗旨是促进神经科学研究的发展。2016 年影响因子为 17. 839，自创刊以来发表过 1 篇针灸文章。2016 年中国人发表的文章约占该期刊总数量的 3%，投稿命中率约为 25%，一审周期平均为 2. 5 个月（梅斯医学）

②主页：http：//www. nature. com/neuro/index. html

③投稿链接：http：//mts-nn. nature. com/cgi-bin/main. plex

④征稿范围：包括分子、细胞、系统、行为、认知和计算神经科学领域的文章

⑤作者须知：http：//mts-nn. nature. com/cgi-bin/main. plex? form_type=display_auth_instructions

（五）选择杂志、投稿的程序

1. 选择杂志的程序　针灸相关国际权威期刊种类繁多，选择一本恰当的期刊并不是一件易事，然而这是论文得以发表的一个重要环节。选择杂志的方法是仔细阅读刊物的英文投稿须知和相关中文网站上有关该杂志的投稿经验介绍，应考虑的因素如下：

（1）论文主题是否在刊物征稿范围内　有些刊物只发动物实验研究，有些刊物偏重临床试验，需要认真阅读其投稿须知。

（2）论文档次是否符合刊物水准　准确评价自己的论文水平，如一般水平的文章投顶级国际权威杂志后，编辑直接退稿的概率就很大。

（3）论文是否符合刊物的一贯偏好　浏览该杂志的近期发表文章。如有些疾病相关主题的专业杂志，从来没有发表过针灸相关文章，就应慎重选择。再如，有些杂志虽然发表过针灸相关文章，但无北美和欧洲以外国家作者撰写的文章，也要谨慎选择。

2. 投稿的程序

（1）注册账号　通讯作者（一般是导师或课题负责人）注册相应刊物的账号，获得用户名和密码。所有作者的单位英文地址、邮箱、电话号码也要收集完整，投稿时需要输入。

（2）阅读和使用投稿须知　①读刊头：了解刊名、办刊宗旨、编辑委员会组成、编辑部成员、出版商及其联系地址等。②浏览目录：确定该刊物是否发表过所研究领域的文章及发表的比例。③关注栏目设置，确定拟投稿件的栏目：有些杂志有专刊，如果正好切合投稿文章主题，可以直接向专刊投稿，被接受的概率更大。④查看拟投栏目文章的范例，了解撰写要求及格式：认真阅读所投栏目文章的范例，了解其撰写要求及格式。下载该杂志参考文献的 ENDNOTE 格式，采用 ENDNOTE 软件自动插入和编排参考文献。

（3）撰写论文并投稿　①认真撰写论文：请导师和英语专业人士反复修改润色，使文章达到投稿的要求。②准备投稿信（cove letter）：突出稿件的创新性和针灸特色，给编辑提供一些有助于其全文

送审及决策的信息。③正确对待审稿意见并认真修改：对审稿意见要十分尊重，对每一条批评和建议都要认真分析，并据此修改论文；自己认为不合理的意见，要极其慎重和认真地回答，有理有据地与审稿人探讨；修回不要仓促，应反复阅读、理解审稿人的问题。对每位审稿人提出的意见要逐条回答。对修回稿中已修改的地方要具体标明。给主编回信，感谢给文稿提出的修改意见，并指出按修改建议已做的修改，未做修改的地方要说明理由。④正确对待退稿：如果被拒论文不是由于文稿中的错误，而是重要性或创新性不够，作者仔细考虑审稿人意见并认真修改文稿后，可以寄给影响因子较低的刊物；如果文章有一定的创新性，主编拒绝是因结果不完善或数据分析有严重缺陷，这类文章需要补充实验并认真修改，找到更广泛的证据支持或有了更明晰的结论后，再将经过修改的"新"文章投稿同一杂志或者其他相同档次杂志。